OLIVER PÖTZSCH
Autor der
Henkerstochter-Saga

# Meine Kur hat einen Schatten

Wie ich nach einer Herz-OP
die Reha trotz Country-Abenden
und Bier-Dealern überlebte

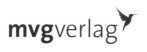

**Bibliografische Information der Deutschen Nationalbibliothek**
Die Deutsche Nationalbibliothek verzeichnet diese Publikation in der Deutschen Nationalbibliografie; detaillierte bibliografische Daten sind im Internet über http://d-nb.de abrufbar.

**Für Fragen und Anregungen:**
info@mvg-verlag.de

Originalausgabe
1. Auflage 2016
© 2016 by mvg Verlag, ein Imprint der Münchner Verlagsgruppe GmbH
Nymphenburger Straße 86
D-80636 München
Tel.: 089 651285-0
Fax: 089 652096

Dieses Werk wurde vermittelt durch die Autoren- und Projektagentur Gerd F. Rumler (München).

Die Handlung und alle handelnden Personen sind frei erfunden. Jegliche Ähnlichkeit mit lebenden oder realen Personen wären rein zufällig.

Alle Rechte, insbesondere das Recht der Vervielfältigung und Verbreitung sowie der Übersetzung, vorbehalten. Kein Teil des Werkes darf in irgendeiner Form (durch Fotokopie, Mikrofilm oder ein anderes Verfahren) ohne schriftliche Genehmigung des Verlages reproduziert oder unter Verwendung elektronischer Systeme gespeichert, verarbeitet, vervielfältigt oder verbreitet werden.

Redaktion: Antje Steinhäuser, München
Umschlaggestaltung: Melanie Melzer, München
Umschlagabbildung: Autor (beide Fotos), Frühstück, Hometrainer: © Oliver Pötzsch; Gymnastikgruppe: Shutterstock/De Visu; Schiefertafel: Shutterstock; Band: © Verlag
Abbildungen im Innenteil: S. 19: Shutterstock / Isantilli; S. 21: Shutterstock / Yuttasak Jannarong; S. 27, 164: Shutterstock / Robert Kneschke; S. 28: Shutterstock / PonomarenkoNataly; S. 35: Shutterstock / Eugenio Marongiu; S. 87: Shutterstock / Tyler Olson; S. 82, 122: © Verlag; S. 44, 51, 69, 76, 110, 131, 138, 139, 140, 142, 183: © Oliver Pötzsch
Bildbearbeitung: Pamela Machleidt, München
Satz: Daniel Förster, Belgern
Druck: GGP Media GmbH, Pößneck
Printed in Germany

ISBN Print 978-3-86882-663-0
ISBN E-Book (PDF) 978-3-86415-923-7
ISBN E-Book (EPUB, Mobi) 978-3-86415-922-0

*Weitere Informationen zum Verlag finden Sie unter*

# www.mvg-verlag.de

Beachten Sie auch unsere weiteren Verlage unter:
www.muenchner-verlagsgruppe.de

# INHALT

Willkommen in Bad Bichelstein ................. 11

Die Diagnose ................................. 15

Tischgespräche .............................. 19

Die Operation ............................... 25

Fitness mit Oberpfälzern .................... 31

Nachtschwester Heike ........................ 37

Der Bier-Dealer ............................. 43

Die Bettpfanne .............................. 49

Der Ausflug ................................. 55

Der Röchler und der Schnarcher .............. 61

Ballsport ................................... 65

Von Henkern und Herzen ...................... 71

Der Country-Abend ........................... 77

Götter in Weiß .............................. 83

Fußball ..................................... 89

Das Welchei ................................. 95

Entspannungstechniken ....................... 99

Verordneter Spaziergang .................... 105

Kliniksprache, schwere Sprache ............. 111

| | |
|---|---|
| Die Psychotante | 115 |
| Der Junkie | 121 |
| Fronturlaub | 127 |
| Der Kochkurs | 131 |
| Schönheit und Funktion | 137 |
| Tour de Bichelstein | 145 |
| Hypochonder und andere Arten | 151 |
| Horrorshow | 155 |
| Die eine Sache | 159 |
| Domina Stefanie | 163 |
| Ärzte-Bashing | 169 |
| Die Entlassung | 173 |
| Die Zeit danach | 177 |
| Gute Vorsätze | 181 |
| Danke, danke, danke! | 189 |

*Für Klappen-Axel, Hausmeister-Rolf,
Roth-Händle-Luigi, Venen-Elli
und all die anderen Reha-Patienten
von Bad Bichelstein.
Hand aufs Herz, wir waren ein super Team!*

»They tried to make me go to rehab,
but I said no, no, no!«

(Amy Winehouse, *Rehab*)

# WILLKOMMEN IN BAD BICHELSTEIN

Wenn man in einem Rollstuhl sitzt, sieht die ganze Welt um einen herum plötzlich viel größer, stärker und gefährlicher aus.

Das trifft besonders auf den Taxifahrer zu, der sich mir mit federndem Bodybuilderschritt nähert. Er hat das Kreuz eines kanadischen Holzfällers und ein Kinn wie der junge Arnold Schwarzenegger. Mitleidig beugt der Fels sich hinunter zu dem Würmchen in Jogginghosen und Bademantel. Dieses Würmchen bin ich: leicht übergewichtiger Schriftsteller, frisch operierter Herzpatient und gerade mal 41 Jahre alt. Arnold Schwarzenegger schaut mich an, als wäre ich 82.

»Sind Sie der Patient, den ich nach Bad Bichelstein[1] fahren soll?«, fragt er ungläubig. »*Sie*? Nach Bichelstein???« Der Name der Kurklinik klingt aus seinem Mund wie ein püriertes Erbsengericht.

Hinter uns ragt der graue Betonbau der Klinik auf, in der ich die letzten Tage verbracht habe. Mein dritter Krankenhausaufenthalt in knapp drei Wochen. Ein Mann in braunem Bademantel und mit Adiletten an den Füßen schlappt durch den Park, aus einem geöffneten Fenster dringt der Schlager »Herzilein« wie eine Abschiedsmelodie.

Ich nicke dem Taxifahrer zu und deute auf meinen Koffer neben dem Rollstuhl. »Könnten Sie mir den bitte in den Kofferraum heben? Ich bin noch ein wenig ... äh, schwach.«

Arnold nimmt den Koffer, als wäre es eine Damenhandtasche, und wirft ihn auf den Rücksitz. Dann wendet er sich mir mit seinen Holzfällerhänden zu. Offenbar will er mich hinterherwerfen.

---

[1] Sie werden Bad Bichelstein auf keiner Landkarte finden. Aber wenn Sie selbst schon mal in einer Reha- oder Kurklinik gewesen sind, dann wissen Sie: Bad Bichelstein ist überall. Es heißt bloß immer anders.

»Danke, ich kann selber einsteigen«, erwidere ich mit schmalem Lächeln. Mühsam richte ich mich im Rollstuhl auf und schlurfe hinüber zur Beifahrertür, die Arnold mir galant aufhält. Wahrscheinlich hat er das bei Rentnerinnen gelernt, die ihm dafür immer ein dickes Trinkgeld geben. Ich muss plötzlich an meine eigene Großmutter denken, wie sie sich am Rollator früher immer durch den Flur schob, krumm wie ein Fragezeichen, Meter für Meter.

*Vielleicht bin ich ja doch 82*, denke ich. *Vielleicht bin vor drei Wochen in ein Wurmloch gefallen, das mich erst jetzt ausspuckt?*

Die Tür wird kraftvoll zugeworfen, und wir fahren los. Die Fahrt verläuft zunächst schweigend, doch ich sehe, wie Arnold immer wieder vorsichtig zu mir hinüberlinst. Schließlich kann er sich nicht mehr beherrschen.

»Darf ich fragen, was Sie ...«, beginnt er.

»Herzkranzgefäßverengung«,[2] erwidere ich ganz automatisch. Ich habe dieses Wort, von dessen Existenz ich vor Kurzem noch nicht mal wusste, seitdem gefühlte tausend Mal ausgesprochen. Drei Wochen Google-Recherche haben aus mir einen Experten gemacht, der lässig auf jeder Kardiologentagung mithalten könnte. »Eine meiner Herzkranzarterien war zu über 90 Prozent zu«, ergänze ich fachmännisch. »Ich war kurz vor dem Infarkt und bin deshalb operiert worden. Ich habe jetzt einen Bypass, so eine Art Schlauch, alles ist in Ordnung.«

Arnold sieht mich an, als wäre gar nichts in Ordnung. »Aber Sie sind doch noch sehr jung«, hakt er nach.

»Ich weiß, ich bin sogar der jüngste Fall, den sie im Krankenhaus je hatten. Vermutlich ist das genetisch. Mein Vater hat mittlerweile drei Bypässe.«

»Also unheilbar«, fasst Arnold unser Gespräch zusammen.

---

[2] Bei einer Herzkranzgefäßverengung ist die Durchblutung des Herzmuskels stark eingeschränkt. Die Verengung entsteht normalerweise durch Arteriosklerose, also Arterienverkalkung. Da jeder Mensch im Normalfall nur drei Herzkranzgefäße (Koronararterien) hat, führt die Verkalkung schnell zum Infarkt. Sollten Sie dies lesen und plötzlich einen Stich in der Herzgegend spüren, keine Panik. Das ist rein psychisch. Na ja, jedenfalls meistens.

»Äh, so würde ich das nicht nennen«, versuche ich zu parieren. Aber ich bin noch immer viel zu schwach von den vielen Medikamenten, meine Worte zerbröckeln mir im Mund, werden leiser und leiser. »Schließlich bin ich ja jetzt operiert ... und jetzt kommt die Kur, da ...«

»Wenn ich eine unheilbare Krankheit hätte, ich glaube, ich würde mich von der Brücke stürzen«, sagt Arnold. Seine Holzfällerhände umklammern das Lenkrad, entschlossen blickt er nach vorne. »Oder erschießen. Aber das ist natürlich schwieriger. Dazu braucht man eine Pistole. Ich meine, woher bekommt man eine Pistole? Gut, ich habe Freunde im Schützenverein, die könnten mir vielleicht eine geben. Hm, oder man wirft sich vor den Zug. Aber da weiß man natürlich nicht, ob das klappt. Ich kannte mal einen, der hatte danach keine Beine und ...«

»Könnten wir bitte das Fenster öffnen? Mir ist ein bisschen, äh ... übel.«

»Verzeihung, natürlich.« Arnold wirft seinem todgeweihten Fahrgast noch einen letzten mitleidigen Blick zu, dann drückt er auf den Fensterhebeknopf. Warme Frühlingsluft dringt hinein, draußen scheint die Sonne, Vögel zwitschern, das Leben schreit einem entgegen. Gerne würde ich Arnold sagen, dass ich mich eigentlich ganz gut fühle. Ganz gut heißt in meinem Fall, dass ich etwa fünfzig Schritte gehen kann, ohne zu schnaufen und zu kollabieren. Wenn ich mich nah über eine Geburtstagstorte beugen würde, könnte ich vermutlich eine oder zwei Kerzen darauf auspusten – und die Brustschmerzen sind so, dass ich nachts nicht mehr ständig Todesangst habe. Hey, mir geht es prima! Aber irgendwie habe ich das Gefühl, Arnold würde das nicht verstehen. Also schweige ich.

Nach einer weiteren halben Stunde taucht vor uns ein See auf, eine Allee mit hohen Birken, dahinter eine Auffahrt. Menschen in Jogginganzügen, Morgenmänteln und Krücken bevölkern den Eingang zu einem Bau, der die Fröhlichkeit einer stalinistischen Diktatur verströmt. Vielleicht kommt dieser Eindruck aber auch daher, dass viele der Leute hier seltsamerweise einen Jutebeutel um den Hals tragen und sich vornehmlich in den Farben Grau, Braun und Schlammgrün kleiden. Das Ganze wirkt ein bisschen wie ein Werbefilm für ein Hotel in Nordkorea.

»Bad Bichelstein«, sagt Arnold überflüssigerweise. Er öffnet meine Tür und hilft mir raus. Dann klappt er den Rollstuhl auf und setzt mich hinein mit der Sanftheit eines Riesen, der zum ersten Mal ein zerbrechliches Menschlein berührt. »Viel Glück«, fügt er hinzu und tätschelt meine Schulter.

Als ich auf die Pforte der Kurklinik zurolle, weiß ich, dass ich dieses Glück brauchen werde.

Glück, aber vor allem Dingen viel, viel Humor.

# DIE DIAGNOSE

Herzinfarkte kommen meistens ungelegen. Meiner drohte vor einigen Jahren, just vor der Veröffentlichung meines fünften Romans. Es sollte eine größere Pressekonferenz geben, einige Lesungen waren bereits vereinbart, aus den USA winkten ein üppig dotierter Buchvertrag und eine PR-Reise, die mich von New York über Chicago bis nach San Francisco und Seattle bringen würde. Ich fühlte mich wie auf dem Gipfel eines Berges, unbesiegbar, unsterblich, der Höhepunkt meiner Karriere. Vermutlich hatte sich das Schicksal genau diesen Zeitpunkt für die Diagnose aufgehoben, um mir für meinen Größenwahn gehörig in den Hintern zu treten.

Und dieser Tritt tat verdammt weh.

Oft bin ich seitdem gefragt worden, was die ersten Anzeichen für meine lebensbedrohliche Herzkrankheit waren. Ehrlich gesagt, ich weiß es nicht. War es der Skiurlaub in der Schweiz, in dem ich mich seltsam kurzatmig fühlte und dies auf die Höhe zurückführte? War es beim sonntäglichen Joggen, als ich plötzlich schon nach einem Kilometer schlappmachte? Allerdings war ich am Abend zuvor auf einem Fest gewesen, hatte viel getrunken und auch einige Zigaretten geraucht ... Sicher ließ sich meine mangelnde Kondition also mit einem leichten Kater erklären. Oder fing so etwa Asthma an? Hatte ich, Gott bewahre, *Heuschnupfen*???

Dass etwas ganz und gar nicht mit mir stimmte, merkte ich schließlich, als ich mit meinem Joggingpartner Dima zu einem einfachen Abendlauf ansetzte, den ich schon nach wenigen Hundert Metern abbrechen musste. Ganz plötzlich fühlte es sich an, als hätte ich nur noch einen halben Lungenflügel. Außerdem war da ein Druck auf meinem Brustkorb, den ich mir nicht erklären konnte, so als würde ein Sack Zement auf mir liegen. Ich machte ein paar Scherze über zu viele Zigaretten, ließ Dima weiterlaufen und schleppte mich wie ein kranker Köter heim.

Dann rief ich meinen Vater an.

Ich habe das Glück, aus einer Arztfamilie zu stammen. Mein Vater war bis vor Kurzem der klassische Landarzt, bis spätabends über Überweisungsformulare gebeugt oder draußen in der Prärie auf Hausbesuch, der einsame Cowboy im weißen Kittel. Meine Brüder, meine Cousine, sogar mein Schwiegervater ... ich bin umzingelt von Ärzten, weshalb eine Praxis für mich immer noch eher so etwas wie ein vertrautes Heim ist, in dem es zu Mittag schlabberige Butterbrezen und Kaffee aus Urinbechern gibt.

Der Duft nach Ethanol erinnert mich stets an meine Kindheit, wo ich für die vielen jungen Sprechstundenhilfen als Versuchskaninchen beim Blutabnehmen herhalten musste – jede Kanüle 50 Pfennig. Ich war jung und brauchte das Geld. Außerdem sah ich es als gerechten Ausgleich dafür an, dass ich als Arztkind eigentlich nur ein Attest für die Schule bekam, wenn ich praktisch im Sterben lag. Die Standardantwort meiner Eltern auf alle Formen von leichten Kopfschmerzen, Bauchweh und sogenannter Mathegrippe war: »Reiß dich zusammen und geh früher ins Bett.«

Ich war tatsächlich erstaunlich selten krank.

Das Wartezimmer meines Vaters war für mich und meine zwei Brüder ein Spielzimmer mit zerfledderten Comics, einem zerrupften Kletterelefanten und einem Aquarium, in dem wir in grausamen Tierversuchen Guppys und Putzerfische mästeten. Zu Weihnachten stand das Wohnzimmer dann immer voll mit Dutzenden Malt-Whiskys und Barrique-Grappas – die uralten Opfergaben, um sich die Götter in Weiß gefügig zu machen.

Unser Lieblingsschocker in den Kinderjahren war der Pschyrembel[3], jenes bebilderte Nachschlagewerk für Mediziner, in dem Furun-

---

[3] Benannt nach Dr. Willibald Pschyrembel (1901-1987), alleiniger Redakteur dieses medizinischen Klassikers. Brächte im Scrabble auf dreifachem Wortfeld 306 Punkte. Spaßbremsen lassen Eigennamen mit elf Buchstaben jedoch leider nicht zu.

kel aussehen wie aufgeplatzte Pestbeulen aus dem Mittelalter und durch das ich zum ersten Mal mit der Bezeichnung »Verbrennung dritten Grades« auf höchst unappetitliche Art und Weise konfrontiert wurde. Später, als pubertierender Heranwachsender, veranstalteten meine Freunde dann mit Papas gut versteckten Medikamenten fröhliche Drogenorgien.[4] Einmal mixte sich ein befreundetes Mädchen einen Arzneicocktail, der sie für zwei Tage ins Koma beamte. Ich hatte sturmfrei und betete, dass sie wieder aufwachte – was sie schließlich tat und nach einem Bier verlangte.

Man könnte also sagen, dass ich gegen jede Art von Krankheit bestens gewappnet bin.

Trotzdem konnte auch mein Vater mit all seiner jahrzehntelangen Erfahrung zunächst nichts Gravierendes bei mir feststellen. Vermutlich war die Belastung auf dem Ergometer nicht hoch genug gewesen oder ich wollte mir vor meinem Erzeuger keine Blöße geben und verdrängte die Beschwerden. Doch irgendeine dunkle Vorahnung muss den besorgten Herrn Papa dazu bewegt haben, mich noch am nächsten Tag zu seinem eigenen Kardiologen zu schicken.

Von da an ging alles sehr schnell.

Ich weiß noch, wie ich mit den Gedanken beim nächsten Buch im Wartezimmer saß. Ich erwartete eine Routineuntersuchung, ein paar mahnende Worte zum Thema Rauchen, vielleicht auch bunte Pillen gegen Bluthochdruck. Nichts bereitete mich auf das vor, was nun kam. Wir machten das übliche EKG, dann wechselte ich auf einen Stuhl mit Pedalen, der aussah, als würde er auch in der Astronautenforschung eingesetzt. Ich kippte zur Seite und trat in die Pedale, während der Arzt mein Herz per Ultraschall beobachtete.

Dass sich mein Leben ändern würde, merkte ich als Erstes an der Mimik des Doktors. Von entspannt-lässig wechselte sie plötzlich zu ernst-besorgt, just als ich in einen höheren Gang schaltete.

»Das gefällt mich gar nicht«, sagte der Mann in Weiß mit samtig öligem Bariton. Der berühmte Satz, der in deutschen Arztpraxen

---

[4] Mit der Zeit kennt man die Verstecke der Eltern für Fernsehfernbedienungen, FSK-18-DVDs, Schokolade, Kondome und eben auch Arzneien.

immer eine mittlere Katastrophe ankündigt. Er sah sich einige Ultraschallbilder meines Herzens an, schüttelte den Kopf und bat mich dann zu sich an den Tisch. »Ganz und gar nicht«, wiederholte er. »Ich lege mich fast zu hundert Prozent fest. Was Sie da beim Joggen gespürt haben, ist eine Angina Pectoris.«

Bis zu diesem Zeitpunkt war eine Angina für mich immer eine Art leichte Grippe mit Schnupfennase gewesen. Nun erfuhr ich, dass es sich bei der Angina Pectoris um drückende Schmerzen in der Brust handelt, die einen kommenden Herzinfarkt ankündigen. Der Kardiologe klappte seinen Laptop auf und begann einen Vortrag, wie ihn in schlimmerer Form vermutlich auch Krebspatienten nach der Diagnose zu hören bekommen. Ich war wie in Trance, hörte einzelne Wörter wie Katheter, Stent, Bypass und Herzoperation, wobei ich jedes Mal verständnisvoll nickte. Erst beim letzten Satz wachte ich wieder auf.

»Ich werde gleich morgen versuchen, einen Platz im Krankenhaus für Sie zu bekommen«, sagte der Arzt. »Es muss jetzt sehr schnell gehen.«

Ich sah ihn irritiert an und machte ihn darauf aufmerksam, dass ich leider keine Zeit für einen Krankenhausbesuch, geschweige denn für einen Herzinfarkt hätte. Die Pressekonferenz, die vielen Lesungen, die Reise in die USA ... Alles sehr schlecht. Im Juni hätte ich vielleicht wieder ein Zeitfenster für Krankheiten. Ich würde zu Hause noch mal im Terminkalender blättern.

Der Arzt lächelte nur müde. Er bekam so etwas offenbar öfter zu hören. Er schob mir einige Beruhigungspillen zu und fuhr den Laptop runter.

»Übermorgen im Krankenhaus dann«, sagte er. »Und sagen Sie Ihren Kindern erst mal noch nichts. Es reicht, wenn Ihre Frau sich Sorgen macht.«

Spätestens jetzt wusste ich, dass ich ein echtes Problem hatte.

# TISCHGESPRÄCHE

Drei Wochen später, in Bad Bichelstein, starre ich auf ein beige-graues Tablett, darauf ein Teller mit einem zerflossenen Etwas, das sich »Gemüselasagne« nennt. Früher, in der Kantine des Bayerischen Rundfunks, wo ich lange Jahre als Journalist arbeitete, haben wir dieses Gericht immer »Wochenchronik« genannt. Am Inhalt zwischen den labbrigen Teigscheiben konnte man immer schön erkennen, was von Montag bis Freitag so alles *nicht* gegessen worden war. Hier in der Reha heißt dieses Gericht »Frühlingsstrudel (Schonkost Herz)«, was auch nicht viel peppiger klingt.

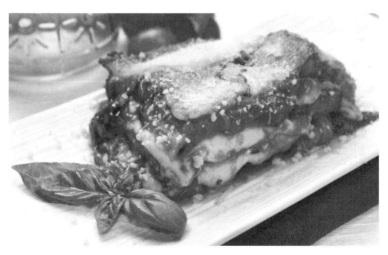

Die berühmt-berüchtigte Gemüselasagne, auch »Wochenchronik« genannt. In Reha-Kliniken oft freitags serviert, zubereitet mit vielen leckeren Beilagen der Wochentage Montag bis Donnerstag (manchmal auch der Vorwoche).

Es ist mein erster Tag in Bad Bichelstein, mein erstes Mittagessen. Es werden noch viele folgen, immer am gleichen Tisch, mit den gleichen Leuten. Nach den stillen Tagen im Krankenhaus fühle ich mich wie ein Kartäusermönch, der plötzlich in die voll besetzte Allianz Arena katapultiert wird. Um mich herum säbeln, kauen und mümmeln etwa dreihundert meist grauhaarige Kurgäste in Jogginghosen, Freizeitblousons und ausgeleierten T-Shirts an ihren cholesterinarmen Speisen. Es riecht nach angebratenen Zwiebeln und Altmännerschweiß.

Dummerweise habe ich mir eine Krankheit ausgesucht, die vor allem ältere, übergewichtige männliche Patienten ereilt. Hätte ich einen Kreuzbandriss, könnte ich jetzt drüben in der Orthopädie mit Sportstudentinnen und Beachvolleyballerinnen schäkern. Allerdings ist die psychosomatische Abteilung gleich nebenan, und das ist ja auch nicht immer ganz einfach.

Mittlerweile habe ich herausgefunden, was es mit den seltsamen Jutetaschen auf sich hat, die mir schon bei meiner Ankunft aufgefallen sind. Auch ich besitze jetzt nämlich eine. Man erhält sie zur Begrüßung, um seine Krankenakte immer mit sich zu führen, falls man im Kurpark plötzlich zusammenklappt. Dann wissen die Ärzte gleich Bescheid. Die Tasche ist grau-weiß und bedruckt mit dem rätselhaften Aufdruck »*Gemeinsam durchs Leben – gemeinsam aktiv*«. Von Weitem sehen die Patienten damit alle aus, als würden sie nur mal schnell Vollkornsemmeln beim Biobäcker holen. Wer auf Krücken läuft, hängt sich die Tasche um den Hals, wo sie fröhlich hin und her baumelt. Bei Eseln und Pferden nennt man so was, glaube ich, Futterkorb.

Mit vollem Mund nicke ich meinen Tischnachbarn zu, die ihren Teller schweigend leer schaufeln. Ich bin ziemlich aufgeregt, und das hat mit dem Gespräch zu tun, das ich vorher noch mit Frau Dr. Liebsamen, meiner zuständigen Ärztin, geführt habe. Ich wollte von ihr unter anderem wissen, ob man denn den Tisch wechseln könne, wenn man mit seinen Nachbarn, nun eben ... äh, nicht so ganz klarkommt. Schließlich seien drei Wochen Kurklinik ja doch eine ziemlich lange Zeit zusammen ... Sie schüttelte nur traurig den Kopf und sagte, das sei aus organisatorischen Gründen leider nicht möglich. Nur einmal, da habe man eine Ausnahme gemacht.

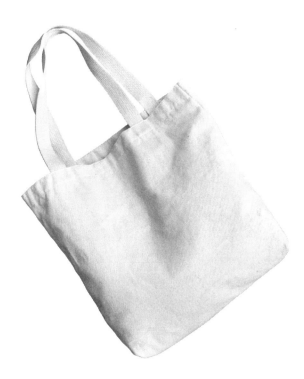

Die Jutetasche ist *das* Modeaccessoire jedes Reha-Ausflüglers. Vorzugsweise in den Farben Weiß, Grau und Mokkabraun, lässt sie sich sowohl am Arm als auch um den Hals und am Ohr tragen.

»Da ist uns ein Fehler unterlaufen. Der Herr Müller war Akademiker. Leider haben wir den Titel ›Doktor‹ mit auf dem Tischkärtchen aufgeführt. Tja, die anderen haben den armen Kerl dermaßen gemobbt, dass wir ihn schließlich wegsetzen mussten.«

»Ich bin auch Akademiker«, murmle ich.

»Na, das müssen Sie denen ja nicht gleich auf die Nase binden«, erwidert sie achselzuckend. »Und das mit der, hm ...« Sie blickt in ihre Karten und runzelt die Stirn. »... Schriftstellerei vielleicht auch nicht. Haben Sie nicht irgendetwas Anständiges gelernt?«

Seitdem habe ich keinen Appetit mehr.

Vorher haben wir uns bereits kurz am Tisch vorgestellt. Neben mir sitzt Rolf, von Beruf Hausmeister und der Gesprächigste in der Runde. Er erzählt sehr viel von seinem Wohnwagen und streut ab und zu Witze ein, in denen es entweder um die freiwillige Feuerwehr (Durst löschen!) oder die Orthopädieabteilung nebenan geht. Mir gegenüber blättert ein italienischstämmiger Lastwagenfahrer namens Luigi in der »Bild«-Zeitung. Luigi ist Kettenraucher und hat während einer Fahrt auf der Autobahn einen Infarkt bekommen. Im letzten Moment konnte er rechts ranfahren, seitdem raucht er nur noch eine Packung Roth-Händle am Tag und nicht mehr vier. Allerdings wisse er nicht, ob er das lange durchhalte.

»Weissu, habe super Job«, sagt er mit diesem schwermütigen Schlawinerlächeln, wie es nur Italiener hinbekommen.[5] »Aber einsam. Binne einsame Cowboy auf deutsche Autobahn. Eh, und Cowboys rauchen, hehe.«

Ich sage ihm nicht, dass vier der Marlboro-Männer an den Folgen des Rauchens gestorben sind. Er ist ja auch wegen seines Herzens hier.

Dann gibt es Elli, unsere einzige Frau (zwei Zigarettenpackungen, Rollstuhl, Venenleiden), und zwei schwermütige, fast schon philosophisch anmutende Schweiger ohne Namensschildchen, von denen der eine offenbar aus Kroatien stammt, wie Hausmeister-Rolf erzählt, und der andere aus einem fernen Land in Afrika. Über dessen Gesichtsfarbe macht Rolf auch gerne Witze. Ich nenne die beiden Schweiger Helmut und Hans, ihre richtigen Namen werde ich nie erfahren.

Und dann geschieht es.

»Und was machst du so?«, fragt mich Rolf zwischen zwei Gabeln ungesalzener, matschiger Zucchini.

Ich schrecke zusammen und tue so, als müsse ich zuerst hinunterschlucken. Der arme Doktor Müller, geht mir durch den Kopf. Was

---

[5] Auch Pizarro-Lächeln genannt, nach dem langjährigen Werder-Bremen- und FC-Bayern-Spieler Claudio Pizarro. Der ist zwar Peruaner, könnte aber mit seinem öligen Haar und dem Amore-Grinsen auch rostige Fiats auf Sardinien verkaufen.

sie wohl mit ihm gemacht haben? Mit der Jutetasche verprügelt? Mit Hausmeister-Rolf in den Wohnwagen gesperrt, zusammen mit tausend Negerwitzen? Lebenslang Bad Bichelstein?

Ich habe mir bereits einige hilfreiche Verhaltensmuster zurechtgelegt: eher wortkarg, leicht bayerischer Einschlag, ohne anbiedernd zu wirken, auf keinen Fall meinen wahren Beruf erwähnen! Ich weiß aus Erfahrung, dass die Schriftstellerei in gewissen Kreisen oft mit Faulenzen, langem Ausschlafen und schwächlicher körperlicher Verfassung gleichgesetzt wird.[6]

Ich werde also sagen, dass ich Journalist bin, beim Bayerischen Rundfunk, was ja auch stimmt. Bayerischer Rundfunk, das klingt erdig, nach Blasmusik, Maibaumstehlen und Sigmund Gottlieb.[7]

Ich setze also zu meiner Antwort an, als etwas völlig Unerwartetes passiert.

Mein Bruder taucht auf.

Er macht eben seine Ausbildung zum Facharzt und kommt direkt aus dem Krankenhaus. Er hat einen weißen Kittel an, ein hochamtliches Namensschildchen daran und dieses professionelle Mutmachergrinsen im Gesicht, das jeden Arzt sofort entlarvt. Jovial hebt er die Hand zum Gruß, blickt in die Runde und sagt:

»Guten Tag, Dr. Pötzsch. Wie ich sehe, sitzt mein Bruder bei Ihnen. Darf ich mich zu Ihnen setzen?«

Die Runde schweigt, und ich nehme noch einen Löffel matschige Gemüselasagne.

---

[6] Was durchaus den Tatsachen entspricht.
[7] Gottlieb, Sigmund: BR-Chefredakteur. So etwas wie die moralische Instanz aller Linkenfresser. Wenn Sigmund Gottlieb mit ernster Miene einen Kommentar in den »Tagesthemen« spricht, ist die Welt wieder in Ordnung und der Himmel weiß-blau – zumindest in Bayern. Sehr lustig dazu: http://sigmundwillabwechslung.tumblr.com/.

# DIE OPERATION

Lange nach meiner Zeit in der Kurklinik sagte mir ein befreundeter Arzt mal, so eine Herzoperation sei wie ein brutaler Autounfall.

»So schlimm?«, fragte ich.

Er wog den Kopf und dachte nach. »Hm, vielleicht auch eher wie eine mittelschwere Schussverletzung.«

Es sind Gespräche wie diese, die mich verstehen lassen, warum weder mein Vater noch die zuständigen Ärzte sehr viel im vornherein von der Operation erzählt haben. Es gibt auf YouTube einige haarsträubende Filme über Bypassoperationen. Sollten Sie jemals in die Verlegenheit kommen, am Herzen operiert zu werden, hier ist mein Rat: Schauen Sie sich diese Filme *nicht* vorher an![8] Sie werden sonst sehr, sehr schlecht schlafen. Auch heute komme ich nicht über die ersten 30 Sekunden eines solchen Filmchens hinaus. Das ist meist der Moment, in dem die Nahaufnahme einsetzt. Wir sehen einen pumpenden fleischigen Herzmuskel, viel Blut und Schläuche. Der Brustkorb wird aufgeklappt wie bei einem Hähnchen im Wienerwald, es folgt noch mehr Blut ... Ich erspare Ihnen weitere Details. Ich kenne Patienten, die sich in einer Art verzweifelten Masochismus Bilder und Filme ihrer *eigenen* Operation angesehen haben. Jeder Splattermovie ist ein Dreck dagegen – vor allem weil man sich hier mit dem Opfer sehr, sehr gut identifizieren kann.

---

[8] Na gut, wenn Sie denn unbedingt wollen: https://www.youtube.com/watch?v=7e39hjGWKZk, ein Ausschnitt aus der SWR-Sendung »Skalpell bitte« oder https://www.youtube.com/watch?v=t-CJZPmgPnA. Hier möchte MCRap-Supporter wissen: »Wie riecht so ein Herz eigentlich, wenn es offen ist?« Leider gibt es hierzu keine Antwort.

Um festzustellen, wie verkalkt die Koronararterie denn nun wirklich ist, legt man zunächst einen sogenannten Katheter. Das ist ein winziger Schlauch, der meist über die Leistenvene in den Körper eingeführt wird. Man schiebt den Schlauch bis zum Herzen vor, dort kann dann ein Kontrastmittel gespritzt werden. Nur so lässt sich sehen, was dort drinnen wirklich vor sich geht. Für den lediglich lokal betäubten Patienten ist das ein spannender Moment, kriegt er doch alles mit – auch die besorgten Blicke der Ärzte um den Behandlungstisch, wie in meinem Fall.

»Ist alles in Ordnung?«, fragte ich.

Die Ärzte gingen raus und begannen, leise miteinander zu diskutieren, während ich auf dem Rücken lag und zur Decke starrte. Ich interpretierte den Fluchtreflex der Experten als kein besonders gutes Zeichen.

Meine Katheteruntersuchung erfolgte schon zwei Tage nach meinem Besuch beim Kardiologen. Ich war nicht der einzige Patient an diesem Tag. Erstaunt musste ich feststellen, dass außer mir noch ungefähr ein halbes Dutzend überwiegend älterer Männer auf ihre Untersuchung warteten. Alle sahen sie aus wie gestresste Manager mit Bluthochdruck; sie trugen gebügelte Anzüge, tippten hektisch in ihre Handys oder bellten ihren Sekretärinnen letzte Befehle ins Telefon. Das erhabene Bild wurde gestört, als wir uns alle ausziehen mussten und von brummigen Krankenschwestern knielange Nachthemden mit Blümchenmuster verpasst bekamen, die noch dazu hinten offen waren. Wenn Sie also das nächste Mal in einem Businessmeeting stecken, stellen Sie sich das arrogante Arsch Ihnen gegenüber einfach mal im hinten offenen Nachthemd mit Blümchenmuster vor – glauben Sie mir, das hilft.

Bis zur Katheteruntersuchung war ich noch davon ausgegangen, dass ich mit einem Stent davonkomme – also einem Röhrchen, das die verkalkte Stelle offen halten soll. Doch nun zeigte sich: Ich würde wohl einen Bypass brauchen. Statt durch meine Herzkranzarterie würde mein Blut demnächst durch eine Vene laufen, die man an anderer Stelle entnommen hatte. Ich stellte mir das Ganze wie beim Klempner vor – nur mit sehr viel mehr Blut und weniger Schrauben.

Was ich nicht wusste, war, wie gemein und hinterrücks Bruder Angst an einem nagt, wenn man die nächsten Tage und Nächte in einem Krankenhausbett auf seine OP wartet. Es war dies der erste Krankenhausaufenthalt in meinem Leben.[9] Ich war es nicht gewohnt, dass mich junge, großbusige Nachtschwestern nach meinem Stuhlgang fragen; ich wusste nicht, wie es klingt und riecht, wenn der Zimmernachbar die ganze Nacht hindurch schnarcht, furzt und röchelt; und ich hatte auch keine Ahnung, wie es sich anfühlt, wenn der Brustkorb schmerzt und drückt und man nicht weiß, ob nun gleich der Infarkt kommt oder das alles nur Einbildung ist.

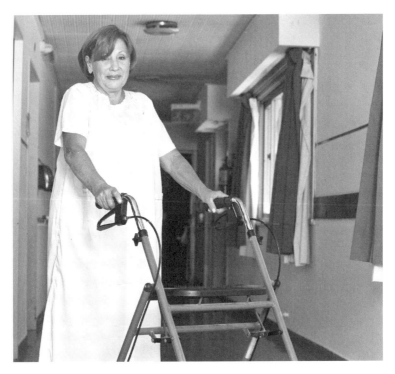

Achtung! Bitte beachten Sie bei Ihren Spaziergängen durch die Krankenhausgänge, dass OP-Hemden in der Regel hinten offen sind.

---

[9] Abgesehen von meiner Geburt.

Nach gefühlten drei Monaten (es waren sechs Tage) wurde ich in ein anderes Krankenhaus verlegt, und die Operation konnte endlich beginnen. Das heißt, zunächst musste ich noch durch zwei der größten Erniedrigungen, die das Krankenhauswesen für seine männlichen Patienten bereithält:

1. Einlauf
2. Ganzkörperrasur

Ich hatte zuvor erst einen Einlauf gehabt; das war vor Jahren im Rahmen einer Fastenkur gewesen, und ich durfte mir die Klistierlösung selber in den Hintern pusten. Ganz anders stellt sich das Prozedere dar, wenn eine junge attraktive Krankenschwester diese Vergewaltigung vornimmt und gleichzeitig Small Talk mit dir führt. Obwohl wir Gleitcreme benutzten, kamen bei mir keinerlei erotische Fantasien auf. Übrigens auch nicht, als mir am Nachmittag die Physiotherapeutin mein Atemübungsgerät mit ihren aufgespritzten Lippen vorführte. (»Sie müssen sich einfach vorstellen, Sie würden in eine Banane beißen. Sehen Sie, soooo.«)

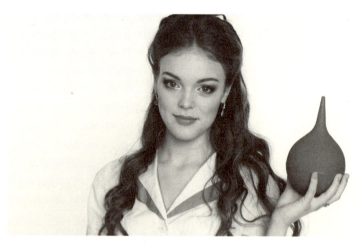

Reha-Schwester Martha Zieklowski mit ihrem selbstgemachten Einlauf (Achtung: Abgebildete Personen können vom Original abweichen.)

Noch schlimmer als der Einlauf war jedoch die Ganzkörperrasur, die jeder größeren Operation vorausgeht.

Aus für Laien unverständlichen Gründen findet diese Rasur *immer* in den frühen Morgenstunden statt – also ungefähr zu der Zeit, in der Sondereinsatzkommandos bevorzugt die Türen ihrer wehrlosen, schlaftrunkenen Opfer eintreten. Bei mir war das etwa um vier Uhr morgens. Ich lag bereits seit zwei Stunden wach, die Beruhigungsmittel, die man mir am Vorabend verabreicht hatte, schienen nicht richtig zu wirken. Zwei beleibte, walkürenhafte Nachtschwestern betraten das Zimmer und forderten mich einsilbig auf, noch einmal auf Toilette zu gehen.

Ich bin, das muss ich gestehen, ein ausgesprochener Morgenmuffel. Wenn mich also jemand um vier Uhr morgens nüchtern, ohne Kaffee und mit einer Portion Schlaftabletten im Blut auffordert, auf Toilette zu gehen, passiert Folgendes: Ich bekomme einen Kreislaufzusammenbruch.

Die zwei Schwestern mussten mich von der Kloschüssel runterziehen und zurück ins Bett schleifen. Vermutlich geschieht das häufiger in deutschen Krankenhäusern, deshalb suchen sie für diese Arbeit immer russischstämmige Exringerinnen aus.

Was nun folgte, glich einem bizarren Albtraum: Über meinen halb besinnungslosen Körper beugten sich zwei melonenbusige Walküren und begannen, mich mit Rasierschaum und orangefarbenen Einwegklingen zu bearbeiten.

Und zwar am *ganzen* Körper.

Das Reich der sexuellen Perversionen ist groß. Ich hatte an diesem Tag gleich zwei von ihnen kennengelernt: Einlauf und Rasur.

Es war nun fünf Uhr morgens, und aus irgendeinem unerfindlichen Grund konnte ich auch jetzt nicht einschlafen. So verbrachte ich die nächsten Stunden dösend, wartend, während immer wieder leise Todesangst in mir aufwallte. Die Todesrate bei Bypassoperationen liegt bei ein bis drei Prozent. Das klingt nicht eben wenig, aber ich war jung und kräftig; die Ärzte hatten deshalb gemeint, ich müsse mir keine Sorgen machen. Aber sagen sie das nicht immer?

Um elf Uhr vormittags schoben die Pfleger mein Bett dann endlich Richtung OP-Saal. Es war eine Perspektive, die ich bislang nur aus Fernsehserien wie »Emergency Room« kannte. Gesichter beugten sich über mich, erkundigten sich nach meinem Befinden, Aufzugtüren öffneten und schlossen sich zischend, das Bett schaukelte und rollte wie ein Ozeanriese. Mit der Anästhesistin wechselte ich ein paar Belanglosigkeiten – dann setzte das gnädige Vergessen ein.

Das Erste, an was ich mich danach erinnerte, war, dass mir jemand einen Schlauch aus dem Mund zog und mir Grüße von meinem Vater übermittelte.

Die Ärzte sagten mir später, meine ersten Worte nach der Operation seien sehr ulkig gewesen. Sie hätten sie bislang von keinem ihrer Herzpatienten gehört. Ich hätte die Augen geöffnet und Folgendes gefragt:

»*Wie war ich?*«

Seitdem habe ich Angst, dass meine verdrängten sexuellen Fantasien noch viel bizarrer sein könnten als Einlauf und Ganzkörperrasur.

# FITNESS MIT OBERPFÄLZERN

Wie ein Schüler vor der ersten Schulstunde starre ich auf meinen Stundenplan, den mir gestern noch Frau Dr. Liebsamen in die Hand gedrückt hat.

Es ist mein erster Morgen in Bad Bichelstein. Gemeinsam mit Hausmeister-Rolf und den zwei Schweigern Helmut und Hans warte ich im Gang der Kurklinik auf meine Frühgymnastik. Es ist sieben Uhr morgens, keine gute Zeit für Small Talk – vor allem, wenn man noch keinen Kaffee getrunken hat, blass und unrasiert ist und einen schlabberigen, orangefarbenen Trainingsanzug trägt, den einem die Ehefrau kurz vorher noch gekauft hat. Vermutlich wollte sie auf diese Weise vermeiden, dass ich mit Venen-Elli auf dem Rollstuhl durchbrenne.

Trotz der frühen Uhrzeit ist Rolf emsig wie ein Eichhörnchen. Wie wir alle hat er sich gleich nach dem Aufstehen gewogen und den Blutdruck gemessen – unser tägliches Morgenritual. Die Werte müssen wir sorgfältig neben unserer Arzneidosierung auf einem gelben Zettel eintragen, den wir dann in unserer Jutetasche verstauen. Die Tasche haben wir, wie Frau Dr. Liebsamen mehrmals betont, *immer* bei uns zu tragen. (»Und damit meine ich immer, auch auf der Toilette! Haben wir uns verstanden?«) Alles ist sehr gut organisiert hier.

Begeistert hält mir Hausmeister-Rolf seinen akkurat ausgefüllten Zettel unter die Nase. »140 zu 90! 140 zu 90!«, brüllt er mir wie ein Auktionator ins Ohr. »Das ist fantastisch! So niedrig war mein Blutdruck seit drei Kuraufenthalten nicht mehr.«

Mein Blutdruck fühlt sich an, als wäre er etwa in Kniehöhe. Ich bringe ein »Hrmpf« hervor, was Rolf als Zustimmung zum Weiterreden auffasst.

»Nur mein Stuhl war heute ein wenig seltsam, so rötlich. Ich hoffe, da ist kein Blut drin. Aber vermutlich ist das nur die Rote Bete von gestern Abend.«

Nun bin ich doch plötzlich froh, dass ich noch nicht gefrühstückt habe. Ich blicke nach rechts, wo der lange Gang der Kurklinik Richtung Rezeption führt. In regelmäßigen Abständen zweigen kleinere Gänge zu den einzelnen Stationen ab, wie auf Raumschiff Enterprise, nur gab es da, soviel ich weiß, keine beigen, putzfreundlichen PVC-Böden und schiefen Infotafeln mit Postern der AOK. Dafür erinnern mich einige der Patienten tatsächlich an Klingonen. Blasse Gestalten schieben sich in Morgenmänteln zombiehaft an uns vorbei. Vielleicht haben die *gar* keinen Blutdruck mehr?

Um Rolf von seinem Zettel abzulenken, deute ich auf meinen eigenen Stundenplan. »Hier steht Morgenübung, Bypass 2. Sind das wir?«

Er nickt eifrig. »Es gibt Bypass 1 und 2 und Klappe 1 und 2.«

»Klappe?«

»Na, die Herzklappis. Die machen ziemlich schnell schlapp, besonders Klappe 1. Bypass 2 ist gut, da kommen nur die rein, die schon ein bisschen trainieren können.«

Irgendwie bin ich ein klein wenig stolz, dass ich es auf Anhieb in Bypass 2 geschafft habe. Ich habe sozusagen eine Klasse übersprungen. Doch dann trudeln meine anderen Klassenkameraden ein, und ich bin mir plötzlich nicht mehr sicher, ob Bypass 1 nicht die bessere Wahl gewesen wäre. Es sind sechs sehr große, sehr beleibte Männer, die alle aussehen, als wären sie Brüder. Wie die Daltons, nur viel breiter. Das Zweite, was mir an ihnen auffällt, ist ihr unglaublicher Haarwuchs, der sich vom Kopf aus über den ganzen Körper auszubreiten scheint.

»Das sind alles Oberpfälzer«, flüstert mir Rolf zu, der selber aus Franken stammt und dessen Fremdenhass auch vor bayerischen Nachbarregionen nicht haltmacht. »Das hat irgendwas mit der gesetzlichen Krankenkasse zu tun. Himmelherrgott, die schicken uns immer die verdammten Oberpfälzer!«

In der Zwischenzeit haben uns die sechs dicken Männer erreicht.[10] Alle sehen sie aus, als hätten sie jahrelang Schweinebraten zum Frühstück gegessen und müssten jetzt dafür büßen. Jeder von ihnen setzt sich allein in eine dunkle Ecke des Gangs, sie kneten ihre Jutetaschen und brüten dumpf vor sich hin. Ein Zustand, der unseren beiden Schweigern Helmut und Hans zu gefallen scheint, denn sie setzen sich spontan dazu. Ich habe den Eindruck, dass sie über das Schweigen miteinander kommunizieren.

»Na, die Herrschaften. Alle wach? Alle fit im Schritt? Dann zackizacki, lassen Sie uns mal losgehen!«

Von links nähert sich mit weiten Schritten ein fast schon aggressiv gut gelaunter Mittvierziger, Typ Sportlehrer mit Zusatzfächern Latein und Erdkunde. Er stellt sich als Herr Freisinger vor, der in den nächsten Wochen unsere Morgengymnastik leiten wird.

»Draußen regnet es zwar ein bisschen, aber haha, da hilft eben die richtige Kleidung. Und einszwodrei ...«

Ich stolpere Herrn Freisinger hinterher, hinaus in den Nieselregen. Rolf, Helmut, Hans und die Oberpfälzer Daltons folgen uns mit schleppenden Schritten. Gemächlich geht es Richtung See, der in den Nebelschwaden jedoch kaum zu sehen ist. Schon nach wenigen Atemzügen bin ich aus der Puste, die Jogginghose saugt sich mit Regenwasser voll und schlabbert an meinen blassen Unterschenkeln. Ich frage mich, was Bypass 1 jetzt wohl gerade macht. Ausschlafen?

»Sodala, das sollte für heute an Distanz langen«, sagt Herr Freisinger und bleibt stehen. Ich nicke dankbar und drehe mich um. Die Kurklinik liegt etwa hundert Meter entfernt.

»Wir bilden jetzt alle einen Kreis und wedeln hübsch mit den Armen, wie ein Propeller«, fährt Herr Freisinger fort und fuchtelt dabei in der Luft herum. Erst jetzt höre ich einen leichten sächsischen Akzent heraus. Vielleicht war er früher mal NVA-Offizier. »Etwa so. Alles klar?«

---

[10] Für Menschen aus dem nördlichen Teil Deutschlands: Bei den Oberpfälzern handelt es sich um eine bayerische Volksgruppe, die in sehr tiefen, sehr kalten Wäldern am Rande der tschechischen Tundra lebt. Ihr Dialekt macht es Außenstehenden fast unmöglich, Kontakt mit ihnen aufzunehmen.

Unser Sportlehrer trägt einen sportlichen Neoprenanzug, an dem der Regen abperlt. Ich blicke auf unsere traurige Runde – ein Haufen dicker, großer, nasser Windmühlen mit Wurstfingern statt Flügeln. Einer der Oberpfälzer hat Schwierigkeiten mit der Koordination. Er rudert links anders als rechts, was ihn stolpern und fast auf den Boden aufschlagen lässt.

»Vorsicht, Vorsicht, wir wollen es ja nicht gleich übertreiben«, warnt Herr Freisinger und wippt dabei grazil mit der Hüfte. »Nun schön auf den Fußballen wippen und das Atmen nicht vergessen.«

Tatsächlich hätte ich das fast vergessen. Allein das Rudern mit den Händen hat mich keuchen und schwitzen lassen wie ein Pferd. Ist das möglich? Noch letztes Jahr lief ich einen Halbmarathon unter zwei Stunden, und jetzt das! Mutiere ich etwa zum dicken Oberpfälzer? Ich gebe mir Mühe mitzuhalten, auch bei den folgenden harten Übungen »Kopfkreisen« und »Beinwippen«. He, schließlich bin ich bei Bypass 2, den Navy Seals von Bad Bichelstein!

»Sodala, für heute sollte das reichen«, sagt Herr Freisinger nach einer Weile. »Wir sind hier ja nicht bei der Nationalmannschaft, haha.« Ich halte erleichtert mit dem Kreisen und Wippen inne. Unser Stabsunteroffizier zwinkert uns gefällig zu. »Tja, Leute, jetzt kommen wir zum entspannenden Teil der Morgengymnastik. Der Massage.«

Hausmeister-Rolf macht einen Witz über fehlende Thailänderinnen in der Kurklinik, keiner lacht. Herr Freisinger blickt ihn nur strafend an. »Jeder sucht sich einen Partner«, befiehlt er. »Und zwar nach Größe.«

Noch ist mir nicht ganz klar, was Herr Freisinger mit uns genau vorhat. Bekommen wir jetzt vielleicht Besuch von der kleinen, drahtigen Physiotherapeutin, die mir schon gestern in der Kantine aufgefallen ist? Doch da hat sich schon der größte und dickste der Oberpfälzer vor mich gestellt und starrt mich finster an.

»Und nun massieren wir uns gegenseitig«, sagt Herr Freisinger.

Der Oberpfälzer dreht mir seinen behaarten schweißnassen Rücken zu. Unter den Ritzen seines viel zu engen Unterhemds kräuseln die Achselhaare hervor.

»Massieren!«, bellt Herr Freisinger. »Ge-gen-sei-tig!«

Ich bin so erschöpft und unterzuckert, dass ich der Anweisung ohne Gegenwehr folge. Dabei weiß ich nicht, wem das Ganze mehr peinlich ist: mir oder dem bestimmt hochgradig homophoben Fleischberg, dem ich gerade den wolligen Mammutrücken kraule.

Da geschieht etwas, das mich erschauern lässt. Noch heute schrecke ich gelegentlich in meinen Träumen auf, wenn ich daran denke.

Der Fleischberg grunzt wohlig.

Es ist ein tiefes, sonores Brummen, so als würde sich ein oberpfälzisches Erdbeben ankündigen. »Weiter rrrrechts«, brummt der Berg. Es sind die einzigen zwei Worte, die er während der ganzen Massage spricht.

»Sodala, und jetzt tauschen wir die Rollen«, sagt Herr Freisinger nach einer Weile und klatscht in die Hände. »Schließlich soll jeder mal drankommen.«

Ich ziehe meine nasse Jogginghose hoch, verknote sie sorgfältig und bereite mich auf das Unvermeidliche vor.

Dann drehe ich mich langsam um.

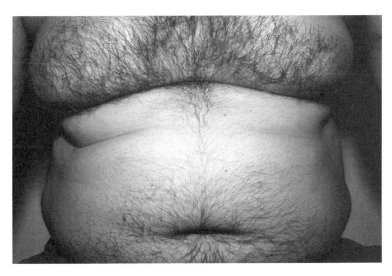

Wenn Sie beim Massieren Ihres Oberpfälzer Gymnastikpartners einmal müde werden sollten, können Sie sich gerne an seinen Brusthaaren festhalten.

# NACHTSCHWESTER HEIKE

Die schlimmste Angst in meinem Leben ist nicht die Angst vor dem Tod oder vor Schmerzen, sondern die Angst, verrückt zu werden. Ich muss dann immer an die Frau denken, die das Attentat auf den ehemaligen SPD-Kanzlerkandidaten Oskar Lafontaine verübte, indem sie ihm ein Messer in den Hals rammte, und die an Aliens und unterirdische Menschentötungsfabriken glaubte. Die Vorstellung, in einer Horrorwelt zu leben, in der Männer und Frauen im Auftrag einer Weltregierung zu Hundefutter verarbeitet werden, von diesem Gedanken, wirklich *überzeugt* zu sein – das ist für mich der größte Albtraum.

Ich wusste nicht, dass mich meine Herzoperation diesem Albtraum sehr nahe brachte, wenigstens für ein paar Stunden. Der kurzzeitige Wahnsinn nennt sich Durchgangssyndrom,[11] und er kann im Grunde jeden treffen, der im Krankenhaus aus einer tieferen Narkose erwacht.

Mein Glück war, dass meinen Schwiegervater nur wenige Monate vorher ein ähnliches Schicksal ereilte. Eines Tages rief eine befreundete Fernsehkollegin bei uns zu Hause an. Sie habe gerade einen seltsamen Anruf aus dem Krankenhaus erhalten. Mein Schwiegervater, der dort nach einer Darmoperation in einem Einzelzimmer lag, hatte ihr von einem Drogenkartell berichtet, dem er von seinem Kranken-

---

[11] Der Fachmann spricht von einer leichteren Form eines akuten organischen Psychosyndroms, auch Delir, das zeitlich begrenzt auftritt (deshalb Durchgangssyndrom). Im Gegensatz zur Lafontaine-Attentäterin, die 23 Jahre in einer psychiatrischen Klinik verbrachte und zum Zeitpunkt der Tat an paranoider Schizophrenie litt. Das nur zur Beruhigung, falls Sie kurz nach der Operation davon überzeugt sind, zu Hundefutter verarbeitet zu werden.

hausbett aus auf der Spur sei. Pfleger, Krankenschwestern, Ärzte, alle seien darin verwickelt! Das Personal trüge südamerikanische Kleidung, er gehe deshalb von der mexikanischen Drogenmafia aus. Er habe bereits die Polizei alarmiert. Nun möchte er darum bitten, dass auch das Fernsehen groß darüber berichte. Solange würde er inkognito weiter ermitteln, verdeckt als Patient im Krankenhausleibchen.

Hm ...

Mein Schwiegervater ist ein vernünftiger, intelligenter Mann, er ist selber Arzt. Wenn so jemand eine derartige Geschichte erzählt, macht man sich, gelinde gesagt, Sorgen. Ich rief meinen Vater an, doch der reagierte erstaunlich gelassen angesichts der Tatsache, dass mein Schwiegervater gerade dabei war, das mexikanische Sinaloa-Kartell hochzunehmen.

»Ach, ein Durchgangssyndrom«, sagte er. »Das wird schon wieder.«

Dann legte er auf. Er hatte offenbar Wichtigeres zu tun.

Das war das erste Mal, dass ich von diesem Wort hörte. Das Durchgangssyndrom taucht bei circa zehn Prozent aller Patienten in Krankenhäusern auf, nach Herzoperationen kommt es sogar bei 30 bis 50 Prozent der Patienten zu psychischen Auffälligkeiten. Die Dauer ist unterschiedlich, auch kann es erst ein, zwei Tage nach der Operation zu Komplikationen kommen. Dabei spielen das Alter, aber auch Medikamente, Alkoholkonsum und der Lebensstil des Kranken eine Rolle. So ganz hat man diesen zeitweisen Wahnsinn noch nicht durchschaut. Das Durchgangssyndrom reicht von Stimmungsschwankungen, Angstzuständen und Albträumen bis hin zu Halluzinationen. Dabei werden Infusionsständer im Krankenzimmer gerne als Personen wahrgenommen, es kann durchaus aber auch zu schwereren Verwirrungen kommen.

Mein Vater berichtete mir von Patienten, die die halbe Station kurz und klein schlugen, andere sehen tote Kinder durchs Zimmer schweben oder ziehen sich nackt aus, laufen im Gang herum und umarmen sämtliche Krankenschwestern. Mein Großvater versuchte nach seiner Hüft-OP, den Gips mit einem Taschenmesser zu entfernen; außerdem war der erzkatholische, konservative Exsenator davon überzeugt, die Ärzte hätten ihm ein fünfzehnjähriges Mädchen ins Bett gelegt.

Stellen Sie sich also einfach einen LSD-Trip vor, der außer Kontrolle gerät – dann bekommen Sie ein ganz gutes Bild von dem, was auch ich damals im Krankenhaus erlebte.

Als ich nach meiner Operation erwache, ist es Nacht. Ich befinde mich in einer Art Halbschlaf, bin aber gleichzeitig total aufgekratzt.[12] Die Gegenstände im Raum sind nur schemenhaft zu erkennen, sie sehen aus wie Apparaturen aus einem Science-Fiction-Film. Neben mir ertönt ein regelmäßiges, Angst einflößendes Röcheln, das offenbar von einem weiteren Patienten stammt. Doch das Monstrum, gegen das ich die nächsten Stunden kämpfen werde, ist nicht dieser Patient.

Es ist Nachtschwester Heike.

Mein Leben lang werde ich diese Person nicht vergessen, und bis heute weiß ich nicht, was wirklich zwischen uns vorgefallen ist – was Realität war und was Wahn.

Es beginnt damit, dass ich über Schmerzen klage. Von fern erklingt Nachtschwester Heikes rotzig berlinerische Stimme, wie die einer Straflageraufseherin. Ich solle ihr auf einer Skala von 1 bis 10 sagen, wie groß meine Schmerzen seien, doch ich kann es nicht. Ich jammere, ich weine. Dann fängt sie an zu schimpfen, es fallen Worte wie »angepisst« und »zum Kotzen«. Als ich sie bitte, mit dem Schimpfen aufzuhören, sagt sie nur: »Ich schimpfe? Soll ich Ihnen mal zeigen, WAS SCHIMPFEN IST???« Sie nennt mich einen »Egoisten«, ich solle mal »sehr genau über mich nachdenken«. Ihr Gesicht bleibt immer im Halbdunkel, wird nie ganz sichtbar, wie bei einem Stasi-Verhör.

Das ist der Moment, in dem ich beginne zu glauben, dass mich Nachtschwester Heike umbringen will.

Klar. Ich nerve sie, sie hat keinen Bock mehr auf mich und mein Gejammer. Und was liegt da näher, als einfach die Geräte abzuschalten? Keiner wird es merken. Ich liege hier nachts allein mit einem weiteren röchelnden Patienten im Raum. Hat Nachtschwester Heike dessen Ge-

---

[12] Was an dem Adrenalin liegt, das man während einer Herz-OP gespritzt bekommt.

räte vielleicht auch schon abgestellt? Ist sie eine dieser Pflegekräfte, die alte wehrlose Menschen totspritzen?

Angst durchflutet mich wie kaltes, schwarzes Wasser, ich beginne am ganzen Leib zu zittern. Was kann ich tun? Da! Steht nicht Heike dort hinten lauernd in der Ecke, mit der Spritze in der Hand, oder ist das doch nur ein Arzneienschrank mit herausgezogener Schublade? Wenn Heike nicht hier ist, wo ist sie dann? Holt sie vielleicht eben jetzt das todbringende Mittel? Ich kann mich nicht bewegen, kann nicht mal um Hilfe schreien. Menschen und Gegenstände verschwimmen im Dämmerlicht.

In diesem Moment fällt mir Gott sei Dank das Durchgangssyndrom meines Schwiegervaters ein. Habe ich vielleicht auch so etwas? Als ich damals davon hörte, fand ich es eigentlich recht lustig. Drogen-SOKO im Krankenhaus, Deckname »Weißes Leibchen«, haha. Ganz anders ist es, wenn man selber zwischen Wahn und Wirklichkeit pendelt.

Ich beschließe, mich ruhig zu verhalten, nichts zu riskieren. Vielleicht wird ja doch noch alles gut.

Nach der längsten Nacht meines Lebens wird es draußen hell. Schwester Heike ist weg, in der Ecke steht wirklich nur der Arzneienschrank. Die nächste Schicht beginnt, und mit ihr kommt eine neue Schwester, die für mich so etwas wie der Engel nach Dantes Inferno ist. Liebevoll, mütterlich, fürsorglich ... Ich nehme meinen ganzen Mut zusammen und frage sie nach der furchtbaren Nachtschwester Heike. Die sei ja wohl, nun ja... ein wenig grob, nicht wahr?

Der Engel in Weiß blickt mich nur verständnislos an, dann lächelt er. Nein, die Heike sei eigentlich ganz nett. Ob ich mein Kissen aufgeschüttelt haben will?

Auch die zwei jungen Ärzte, die kurz darauf mein Zimmer betreten, spreche ich auf Heike an. Beide setzen diesen Blick auf, den man sich für Kinder und geistig Zurückgebliebene aufhebt. Ich glaube, ein spöttisches Augenzwinkern bei einem der beiden zu bemerken.

»Ach Mönsch, Sie Armer. Die Heike war böse, hm? Na, das wird schon wieder. Jetzt schauen wir uns erst mal Ihre Werte an.«

Am nächsten Abend kommt Heike wieder. Und was soll ich sagen? Sie ist unverbindlich nett, vielleicht ein wenig distanziert, aber kein Monstrum. Nur manchmal meine ich, in ihren Augen ein nervöses Zucken zu sehen. Ihr Berliner Dialekt lässt mich frösteln.

Was ist nur zwischen uns beiden letzte Nacht geschehen?

Bis heute bereue ich, dass ich Heike in diesem Moment nicht danach gefragt habe. Doch meine Angst war offenbar noch zu groß. Die Angst, dass im gleichen Augenblick die Wirklichkeit zerplatzt wie eine Seifenblase und Nachtschwester Heike sich als vielarmiges Wesen über meinem Bett erhebt, mit Schlangenköpfen statt Haaren, groß wie das Zimmer, und mich in ihrem Berliner Schnodderton tief und seltsam verzerrt fragt:

»ICH SCHIMPFE? SOLL ICH IHNEN MAL ZEIGEN, WAS SCHIMPFEN IST???«

Wahn und Wirklichkeit liegen eben manchmal sehr eng beieinander.

# DER BIER-DEALER

Draußen auf dem Hauptgang von Bad Bichelstein steht Hausmeister-Rolf im grauen, verwaschenen Morgenmantel, den Kragen hochgeschlagen, die Hände vergraben in den Seitentaschen wie Humphrey Bogart.

Er senkt den Blick und raunt mir zu: »He, Kollege.«

Seit jeher reagiere ich auf die Anrede »Kollege« leicht gereizt. Sie erinnert mich an meine Schulzeit, als ich in den Sommerferien in irgendeiner mittelständischen Fabrik für sieben Mark die Stunde Pakete packte. Mittags gab es Leberkässemmeln, für mich lauwarmes Spezi, und das große Wort führte der Vorarbeiter, der mich immer zum Bierholen schickte. *He, Kollege, noch mal fünf Bier für die Männer vom Sägewerk, harhar ...*

Hausmeister-Rolf macht eine kaum wahrnehmbare Kopfbewegung, die offenbar bedeuten soll, ihm unauffällig zu folgen. Es ist sechs Uhr abends, das heißt, die Kantine hat bereits geschlossen, und wie immer stellt sich die Frage: Was tun mit dem angebrochenen Abend? Überhaupt ist die Freizeitgestaltung ein echtes Problem hier in Bichelstein. Da ich Schriftsteller bin, bekomme ich von allen Seiten Bücher geschenkt. Das ist sehr nett. Tatsächlich dachte ich vor meiner Einlieferung, ich könne hier endlich mal in Ruhe Tolstois »Krieg und Frieden« lesen. Doch nun zeigt sich, dass ich sogar für Benjamin Blümchen zu schwach und unkonzentriert bin. Das Einzige, was ich schaffe, ist, mich stoisch durch alle Folgen von »Game of Thrones« durchzuglotzen. Als ich damit fertig bin, fange ich noch mal von vorne an, diesmal mit den eingeblendeten englischen Regieanweisungen, von denen ich allerdings nur einen Bruchteil verstehe.

Frau Dr. Liebsamen sagte mir gestern, es sei schon dreimal zu einer Art echten Volksaufstand in Bad Bichelstein gekommen. Der Grund dafür war jedes Mal ein Stromausfall, bei dem sämtliche Fernseher ihren Geist aufgaben. Vor meinem inneren Auge marschieren mit Krücken bewaffnete Rentner vor dem Büro der Pflegeleitung auf, Urinbeutel werden geworfen, es brennen erste Jutetaschen, die wie Molotowcocktails durch die Fenster der Kurklinik fliegen.

Ich kann diese Menschen durchaus verstehen.

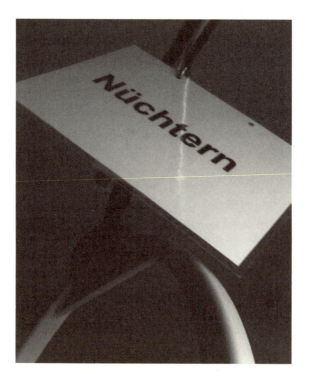

Ein Zustand, an den sich Patienten in Bad Bichelstein nur schwer gewöhnen.

Hausmeister-Rolfs geheimnistuerisches Gehabe und sein gelegentliches nervöses Augenzwinkern zeigen mir, dass es heute Abend offenbar mehr geben soll als die Eroberung von Westeros. Dabei fühle ich mich eigentlich gar nicht gut. Im Grunde will ich nur ins Bett gehen und fernsehen. Doch wann passiert hier schon mal was Aufregendes?

Während Rolf sich immer wieder vorsichtig umblickt, schlurfen wir gemeinsam Richtung Parkplatz. Als ich ihn nach unserem Ziel frage, zischt er nur: »Der Bier-Dealer ist da. Jetzt kein Wort mehr! Sie könnten uns *hören*.« Andeutungsvoll deutet er auf zwei türkische Putzkräfte, die gerade den PVC-Boden in der Cafeteria wischen.

Durch eine Seitentür schleichen wir nach draußen. Die Abenddämmerung hat mittlerweile eingesetzt, trotzdem erkenne ich, dass auf dem Parkplatz einiges los ist. Etwa zwei Dutzend Gestalten in Jogginghosen und Morgenmänteln bilden eine Art konspirative Sitzung, deren Mittelpunkt einer alter Mercedes SL[13] ist. Der Kofferraum steht offen, das Klirren von Flaschen ist zu hören, dazwischen gedämpftes Gemurmel. Immer mal wieder blickt sich jemand vorsichtig Richtung Hauptpforte um. Nun kann ich auch Venen-Elli in ihrem Rollstuhl ausmachen. Sie sitzt neben Roth-Händle-Luigi, dem kettenrauchenden Lkw-Fahrer. Beide halten jeder eine Kippe in der einen und eine Bierflasche in der anderen Hand, dabei wirken sie sehr glücklich. Selbst die sonst so grimmigen Oberpfälzer und die beiden Schweiger Helmut und Hans machen einen entspannten Eindruck. Luigi winkt mir zu und wedelt mit der Flasche.

»Eh, gutte Bire!«, ruft er, doch Hausmeister-Rolf sieht ihn streng an und legt den Finger auf die Lippen. Dann deutet er auf einen beleibten Mann in Parka und Armeemütze, der neben dem Mercedes steht und Flaschen aus dem Kofferraum reicht. Etliche Münzen wechseln ihren Besitzer. In einigen Jutetaschen klirrt es verdächtig.

»Das ist Olaf, unser Bier-Dealer«, erklärt Rolf in flüsterndem Ton. »Jeden Mittwoch und Samstag kommt er abends vorbei und bringt uns ein paar Kästen. Die Flasche kostet bei ihm zwei Euro. Bester Augustiner Edelstoff.«

---

[13] Im Volksmund auch »Schlampenschleifer« genannt.

Schnell überschlage ich im Kopf, dass Olaf pro Kasten Edelstoff etwa zwanzig Euro Gewinn einstreicht. Den Beruf Dealer hatte ich mir immer anders vorgestellt.

»Hm, vielleicht sollte er sich auf Schmerzmittel verlegen«, sage ich zu Rolf. Ich sehe hinüber zu Luigi und Venen-Elli. »Oder Zigaretten. Da lässt sich hier sicherlich einiges mehr verdienen.«

»Du verstehst nicht. Olaf war selber mal Patient in Bichelstein. Er weiß, wie hart es ist, so ganz ohne echtes Bier. Er tut uns nur einen Gefallen.« Rolf faltet die Hände wie zum Gebet und nickt feierlich. »Wir sollten ihm alle sehr dankbar sein.«

Ich blicke hinüber zu Olaf in seinem grünen Armeeparka und den Bartstoppeln im leicht teigigen Gesicht. Wie er da die Flaschen unters Volk verteilt, hat er tatsächlich was von Jesus bei der wundersamen Brotvermehrung. Mein Mund fühlt sich plötzlich sehr trocken an. Das einzige Bier, das man in Bichelstein offiziell bekommt, ist alkoholfreies Diätbier. Luigi meint, es schmecke wie *Spüülewasse*, ich selber neige eher zu der Beschreibung *Hopfentee*, besonders weil das Bier meist warm ist.

Alkohol in jeglicher Form ist in der Kurklinik natürlich streng verboten. Wenigstens muss man in Bad Bichelstein bei Verdacht nicht ins Röhrchen pusten, wie es mir eine andere Patientin aus einer Klinik in Leipzig berichtete. Dort inspiziert die diensthabende Schwester verdächtige Gläser und schwärzt die armen Sünder dann bei der Stationsärztin an.

Wer in Bichelstein mehrmals erwischt wird, riskiert zumindest, dass die Kasse die Kosten des Kuraufenthalts nicht übernimmt. Ein einmaliges Vergehen hat immerhin ein intensives Gespräch mit Frau Dr. Liebsamen zur Folge, das sehr an den früheren Besuch beim Schuldirektor erinnert. Trotzdem lassen sich die Leute immer wieder etwas einfallen, um mit dem bösen Bruder Alkohol in Kontakt zu kommen.

Bad Bichelstein ist über einen Kilometer von der nächsten Ortschaft entfernt. Für fußlahme Herzpatienten ist das ungefähr so weit wie das Festland von Alcatraz. Der einzige nähere Ort, wo man Bier bekommt, ist die Cafeteria eines nahe gelegenen Kunstmuseums. Aus diesem Grund tummeln sich dort an den Bistrotischen oft Menschen, die man sonst eher nicht auf Vernissagen vermuten würde. In ihren Jogginghosen und Ballonseidejacken, mit den obligatorischen Jutetaschen und Krücken, jeder ein schäumendes Weißbierglas in der Hand, wirken sie zwischen den Museumsbesuchern selber wie moderne Kunstwerke. Vielleicht sollte man das Bier mal oben in den Räumen der Expressionisten ausschenken. Der alte Säufer van Gogh hätte bestimmt seine Freude daran gehabt.[14]

Mittlerweile habe auch ich eine der kühlen, mit Kondenswasser überzogenen Bierflaschen bei Olaf gekauft. Der erste Schluck nach fast drei Wochen ohne Alkohol läuft runter wie Honig. Spätestens ab dem fünften Schluck allerdings machen sich die vielen Medikamente bemerkbar, die ich täglich noch nehmen muss. Ramipril, Plavix, Biso-Hexal, Zolpidem, Tolperison, Novalgin ... Trotzdem trinke ich tapfer weiter, die Stimmung um mich herum ist prächtig, wir alle sind dufte Kumpels, die ein Geheimnis teilen – das Geheimnis des Bier-Dealers.

Mit einem Mal wird mir ein wenig flau im Magen, außerdem stellt sich eine unglaubliche Müdigkeit ein, die Knie sacken mir weg. Vielleicht hätte ich doch auf Mama Liebsamen hören sollen.

»Isse gut, eh?«, fragt Luigi und schlägt mir lachend auf die Schulter. »Gutte Birre! Noch eine, eh?«

Ich schüttle den Kopf und stelle meine Flasche dezent auf dem Boden ab, während mir kurz schwarz vor Augen wird. Der Untergrund fühlt sich mit einem Mal an wie Gummi. Möglicherweise hätte ich nicht so schnell trinken sollen, außerdem war mir vorher schon ein wenig schlecht. In diesem Moment ertönt ein Pfiff.

Dann geht alles sehr schnell. Offenbar ist die Operation »Bier-Dealer« schon oft erprobt worden. Olaf schlägt den Kofferraum zu, Zigaretten werden in Blumenkübeln ausgedrückt, Flaschen verschwinden unter Morgenmänteln. Nur kurz darauf taucht Frau Dr. Liebsamen auf dem Parkplatz auf.

---

[14] Van Gogh stand in dem Ruf, auch Terpentin zu trinken und seine Farben zu essen. Dabei kannte er noch nicht einmal die Gemüselasagne des Bayerischen Rundfunks, die jeden Freitag ähnliche Zutaten beinhaltet.

Sie sieht sich argwöhnisch um. »Na, die Herrschaften, Sie suchen wohl alle einen Parkplatz für Ihre Rollstühle, hm?«

»Wir sind ein freies Land!«, kräht Hausmeister-Rolf, der ganz offensichtlich ein, zwei Augustiner Edelstoff zu viel intus hat. »Man wird sich ja wohl noch unterhalten dürfen.«

»Auf dem Parkplatz? Sicher, sicher.« Frau Dr. Liebsamens Röntgenblick streift über das Gelände. Er bleibt an mir hängen.

An mir und an der leeren Bierflasche, die vor mir auf dem Boden steht.

»Ist das Ihre Flasche?«, schnarrt sie.

Ich schweige und starre, während mir kalter Schweiß auf der Stirn steht. Plötzlich komme ich mir wieder vor wie damals auf dem Raucherhof. Bloß dass Hausmeister-Rolf, Roth-Händle-Luigi, Venen-Elli und die wolligen Oberpfälzer nicht ganz so cool sind wie unser verwegener Deutsch-Leistungskurs. Wobei, wenn man es recht bedenkt ...

»Ob das Ihre Flasche ist, will ich wissen?«, unterbricht Frau Dr. Liebsamen meinen zähen Gedankenfluss. Ich glotze sie weiter an, während meine Hand nach dem kühlen Heckspoiler des Mercedes greift. Eine Flasche Bier hat offenbar ausgereicht, mich ins Nirwana zu beamen. Mein Kreislauf fährt Achterbahn.

»Sie wissen doch, dass ssssmmmmrrrblll ... schlmmmmssss ...«

Frau Dr. Liebsamens Worte vermischen sich zu einem kakofonischen Klangbrei. Der Schweiß rinnt mir über den Rücken, mir ist kotzübel. Dann kann ich nicht mehr an mich halten.

Ich spucke der Ärztin mein Abendessen direkt vor die Füße.

Drei Scheiben Knäckebrot, cholesterinarme Margarine, Frischkäse mit drei Prozent Fettanteil, magere Putensalami und ein halber Liter guter Augustiner Edelstoff.

Besonders um Letzteren tut es mir sehr leid.

# DIE BETTPFANNE

Eines der Lieblingskinderbücher meines Sohnes hieß »Conni im Krankenhaus«. Die arme Conni bricht sich das Bein, wird operiert und schließlich von der herzallerliebsten Schwester Ulla gehegt und gepflegt.[15] In einer Szene muss Conni Pipi, und Schwester Ulla schiebt ihr einen flachen Topf unter den Popo.
»Einen Topf wie zum Kochen?«, fragte mich mein damals vierjähriger Sohn während des Vorlesens.
»Äh, nein, man nennt es eigentlich eine Bettpfanne. Jetzt hör zu, wie es weiter ...«
»Man macht Pipi und Kacka in eine *Pfanne*?«
Mein Sohn fand das damals sehr witzig. Tja, wer jemals als Erwachsener von Ullas Kolleginnen eine solche Bettpfanne unter den Popo geschoben bekommen hat, der weiß, dass »witzig« und »entwürdigend« sehr nah beieinanderliegen. Es kommt ganz auf den Standpunkt an.
Ich selbst kannte die ominöse Bettpfanne nur aus Erzählungen. Aber schon damals konnte ich mir nichts Beschämenderes vorstellen, als in einem Mehrbettzimmer in eine polierte Messingschüssel zu defäkieren, die so aussieht, als würde man darin zu anderen Gelegenheiten einen Coq au Vin zubereiten.
Ich wusste nicht, dass das Krankenhaus nach meiner Herz-OP noch etwas viel Beschämenderes für mich bereithalten sollte. Sozusagen die überdimensionale Bettpfanne.

---

[15] Im wirklichen Leben heißen Krankenschwestern meist nicht Ulla, sondern Martha Zieklowski oder Elke Rübeisen. Aber das klingt in Kinderbüchern nicht so gut.

Nach meinen albtraumhaften Erlebnissen mit Nachtschwester Heike verbrachte ich noch die nächsten zwei Tage auf der Intensivstation der Klinik. Das dunkle Loch aus den ersten Stunden hatte sich in einen großen, fiependen, tutenden, brodelnden Raum verwandelt, in dem jede Menge Apparaturen standen, die ich bislang nur aus Medizinthrillern à la »Outbreak« kannte. In einem zweiten Bett lag ein älterer Patient namens Herr Ludwig, dessen Röcheln mich bereits in der ersten Nacht an die Vergänglichkeit alles Irdischen erinnert hatte.

Ich weiß bis heute nicht, an welcher Krankheit Herr Ludwig eigentlich litt, doch es muss etwas ziemlich Endgültiges gewesen sein. Mein Bruder, der als Arzt in der Notaufnahme arbeitet, klärte mich später auf, dass es sich vermutlich um einen typischen »Gomer«[16] gehandelt habe. Herr Ludwig brachte nur noch gekeuchte Laute hervor und gab sich alle Mühe, ein braver Patient im mortalen Endstadium zu sein. Alle paar Stunden besuchten ihn zwei junge Ärzte, die offenbar vorhatten, Herr Ludwigs Leben mit allen ihnen zur Verfügung stehenden Mitteln noch ein wenig zu verlängern.

Einer von ihnen, ein gewisser Mike, war besonders kräftig und breit gebaut, ich nannte ihn deshalb heimlich Metzger-Mike. Er sah aus, als hätte er bereits einige Leichen mit bloßen Händen seziert. Metzger-Mike rammte dem armen Herrn Ludwig einen Schlauch zwischen die Rippen und setzte ihm zudem eine Art Astronautenhelm auf. Herr Ludwig röchelte tapfer, manchmal jammerte er still vor sich hin, und ich dachte an meine Patientenverfügung, die ich kurz vor der Operation noch ausgefüllt hatte.

Für mich zuständig war Schwester Amelie, das liebreizendste, fürsorglichste Wesen aller deutschen Krankenhäuser. Ein Engel in Weiß, noch dazu gesegnet mit wallendem blonden Haar und üppigem Vorbau. Amelie wusch mich, rasierte mich, putzte mir die Zähne.

---

[16] Gomer: Abkürzung für »Get out of my Emergency Room«, ein beliebtes Zitat aus dem Medizinerklassiker »House of God«. Laut dem »DocCheck Flexicon« Bezeichnung für einen »Patiententyp, der meistens alt, multimorbide und mit einer ungeahnten Resistenz gegen (...) den Tod ausgestattet ist. Typischerweise tauchen Gomer zu den unmöglichsten Zeiten in der Notaufnahme auf oder entwickeln sich zu Dauerliegern auf einer Station.«

Ich war ihr neunzig Kilogramm schweres, frühreifes Baby. An meinem Infusionsständer befand sich ein Regler, mit dem Amelie meine Schmerzmittel dosieren konnte. Es war paradiesisch, immer wenn ich ein leichtes Drücken in der Brust fühlte, betätigte ich den Knopf neben dem Bett, die Schwester kam, drehte am Regler – und sofort klingelten wieder die Himmelsglocken. Ich kam mir vor wie in einer Schanghaier Opiumhöhle.

Mein Glücksgefühl wurde jäh gestört, als mir Amelie mitteilte, sie würde mir jetzt einen Einlauf verpassen und mich aufs Töpfchen setzen. Ich hatte schon einmal vor der Operation einen Einlauf bekommen, das war peinlich genug gewesen. Aber von Schwester Amelie? Dem zarten, engelsgleichen Geschöpf mit Haaren aus güldenem Gespinst und Brüsten gleich reifen Äpfeln? Unmöglich! Und was sollte das überhaupt heißen, sie würde mich aufs Töpfchen setzen? Kam jetzt etwa die ominöse Bettpfanne zum Einsatz?

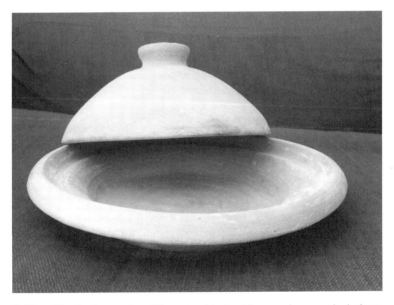

Sollten Sie für Ihren alten Römertopf keine Verwendung mehr haben, denken Sie an Bad Bichelstein. Dort werden Bettpfannen gerne als Spende angenommen.

Mein matter Einwand wurde von Amelie mit einem Zuckerlächeln beiseitegewischt. Mit erstaunlicher Kraft drehte sie mich auf die Seite und schob mir das Klistier in den Hintern.

»Hat doch gar nicht wehgetan«, säuselte sie schließlich.

Ich wollte ihr etwas von seelischen Schmerzen erzählen, die weitaus heftiger sein können als körperliche, doch da verschwand sie plötzlich und tauchte nur kurz darauf mit einer giftgrünen mobilen Plastiktoilette auf – einer Mischung aus Rollstuhl und Dixi-Klo. Amelie klappte den Deckel auf und klimperte mit den Augen.

»Ich helfe Ihnen, ja?«

Noch immer ist mir ein Rätsel, wie dieses zarte Wesen über derartige Kräfte verfügen konnte, einen 90-Kilo-Mann auf den Topf zu heben. Noch dazu einen Mann, der sich sichtlich dagegen sträubte.

Es half alles nichts. Nach Minuten des Jammerns und Lamentierens saß ich schließlich auf dem Pott.

»Und jetzt hübsch drücken«, befahl Schwester Amelie.

Ich sah mich um. Nur wenige Schritte entfernt klempnerte Metzger-Mike noch immer an Herrn Ludwig herum, der dazu leise und rhythmisch röchelte.

Zwei Schwestern schoben ein weiteres Bett ins Zimmer, draußen im Gang fuhr ratternd der Kantinenwagen vorbei. Amelie stand ungerührt neben mir und lächelte. Es schien, als sei es das Normalste der Welt, dass ich nun hier im Zimmer, mitten im prallen Leben, mein Geschäft verrichtete.

Was soll ich sagen? Es ging irgendwie nicht.

»Na?«, flötete Amelie. »Soll ich zur Entspannung vielleicht was singen?«

In diesem Augenblick geschah das Grauenvolle.

Die Tür öffnete sich, und etwa ein Dutzend Ärzte betraten den Raum. Es war Zeit für die Chefvisite.

Ungefähr so muss sich ein Kojote fühlen, wenn er in der Prärie das Bein hebt und plötzlich vom Autoscheinwerfer erfasst wird. Mit hinten offenem Leibchen hockte ich auf meinem Plastik-WC, wie gelähmt, zu keiner Regung fähig. Wenn ich gekonnt hätte, wäre ich vermutlich in die Schüssel gekrochen. So blieb mir nichts anderes übrig, als mit leicht debilem Gesichtsausdruck auf diese Abordnung geballter medizinischer Kompetenz zu starren.

Offenbar hatte der Chefarzt nicht nur die Stationsärzte, sondern auch einen Haufen junger Studenten in weißen Kitteln zur Show eingeladen. Alle musterten mich ausgiebig. Einer der jungen Schnösel warf sich eine Handvoll M&Ms in den Mund und schmatzte genüsslich.

»Tja, was wir hier sehen, ist, äh ...« Der Chefarzt sah in die Krankenakte. »Ein frisch operierter Bypass. 90 Prozent proximal hauptstammnahe RIVA-Stenose. Dem Patienten geht es augenscheinlich schon wieder ganz gut.« Er nickte mir gefällig zu. »Nicht wahr? Oder gibt es Komplikationen, hm?«

Kurz überlegte ich, ob Verstopfung eine Komplikation sei. Doch dann schüttelte ich nur schweigend den Kopf.

»Prima, prima.« Der Chefarzt wandte sich wieder seinen Untergebenen zu. »Gibt es irgendwelche Fragen hierzu?«

Wieder glotzten mich die Studenten an wie ein Plastikexponat. Der Typ mit den M&Ms kratzte sich die Nussreste aus den Zähnen, eine Ewigkeit verstrich, in der ich weiter mit offenem Mund auf dem Plastikklo hockte.

Als keine Antwort kam, klatschte der Chefarzt schließlich in die Hände und ging hinüber zum röchelnden Herrn Ludwig. »Dann möchte ich Ihnen gerne diesen Patienten hier zeigen. Ein besonders interessanter Fall von ...«

An die folgenden Sätze kann ich mich leider nicht mehr erinnern. Ich war vollauf damit beschäftigt, aus meiner Erstarrung zu erwachen. Das Nächste, was ich weiß, ist, dass mir Schwester Amelie mitfühlend durch die Haare strich.

»Na, geht's immer noch nicht?« Sie griff in eine Schublade und zog ein besonders großes Klistier hervor. »Das wird schon. Einfach loslassen. Der Rest kommt von allein.«

Im Hintergrund röchelte Herr Ludwig, die Studenten murmelten interessiert, ein paar M&Ms kollerten über den Boden.

Und ich fügte mich in mein Schicksal.

# DER AUSFLUG

Es ist Tag drei in Bad Bichelstein. Ich habe das Frühstück und die Morgengymnastik mit Herrn Freisinger hinter mir, die Sonne lacht vom Himmel, und ich fühle mich fit genug für meinen ersten Ausflug. Alleine! Ohne Hausmeister-Rolf, Roth-Händle-Luigi und die wolligen Oberpfälzer Daltons. Freiheit, du bist so nah!

In meiner Zeit nach der OP tippelte ich zuerst nur mit dem Infusionsständer den Gang entlang, ein uralter Mann in der Haut eines 41-Jährigen. Später folgten dann Spaziergänge im Garten des Krankenhauses, die mich an die Ausgänge in einem Gefängnishof erinnerten. Vom Springbrunnen bis zur Laube an der Mauer waren es exakt fünfzig Schritt, von dort führten drei Sackgassen von je zwanzig Schritt durch akkurat geschnittene Blumenbeete; hin und zurück waren das noch mal je vierzig Schritte – eine halbe Weltreise. Der Höhepunkt des Tages war ein täglicher Besuch in der Krankenhauscafeteria, wo ich bei einem Tässchen koffeinfreien Kaffee versuchte, Scrabble mit meiner Familie zu spielen. Ich war so neben der Kappe, dass mir mein elfjähriger Sohn zeigen musste, wie man das Wort ›Arzt‹ legt.

Doch jetzt wird alles anders. Ich bin in Bad Bichelstein, der Perle deutscher Kurorte! Jedenfalls hat das Hausmeister-Rolf gesagt, und der muss es wissen, denn er hat schon etliche Kurkliniken von innen gesehen. Er meint, für ihn sei die Reha immer eine Art Urlaub, weg von der nervigen Ehefrau, dafür Massagen, Geselligkeit, und vielleicht springt ja noch ein Kurschatten aus der orthopädischen Abteilung dabei raus. Gäbe es einen Reha-Tripadvisor, bekäme Bad Bichelstein bei Rolf mindestens drei, wenn nicht sogar vier Punkte.[17]

---

[17] Abzüge gibt's laut Rolf in Bichelstein vor allem in den Bereichen Kulinarisches (Diätmargarine, kein echtes Bier!) und Freizeitaktivitäten (zu früh, zu viele Oberpfälzer!), dafür stimmt bei fast 100 Prozent Kassenübernahme das Preis-Leistungs-Verhältnis.

Den Standpunkt, dass so eine Kurklinik ein vom Staat bezahlter Ferienort ist, kannte ich eigentlich nur von meinen Großeltern her. Vor der großen Gesundheitsreform in den Neunzigern fuhren Pötzsch-Oma und -Opa immer zur Kur nach Bad Füssing, wo man Bridge und Boccia spielte und danach Helmut Kohl wählte. Mein Großvater machte damals jedes Mal Super-8-Filme von der Kur, die wir Enkel uns dann anschauen mussten. Lustig war es immer nur, wenn der Film rückwärtslief und Oma plötzlich nicht mehr humpelte, sondern so schnell wie Micky Maus lief.

Die gute alte Rentnerin hatte damals große Badehauben mit Plastikblümchen auf, die Herren trugen sehr enge Badehosen mit sogenannten Fahrtenschwimmer-Abzeichen, und gemeinsam ließ man sich durch wohltemperierte Schwefelwasserbecken und Strömungskanäle treiben.[18] Morgens gab es für alle Fango und abends Tango.

Mittlerweile ist dieses vom Staat legitimierte Vorsorgeplantschen leider nicht mehr möglich, beziehungsweise man muss dafür ebenso blechen wie für seinen Mallorcaurlaub. Aber auch heute scheint die Meinung noch weit verbreitet, dass ein Reha-Aufenthalt nicht nur der Genesung, sondern vor allem dem Vergnügen dienen sollte. Es gibt Kaffeefahrten, Ausflüge zum nahe gelegenen Töpfermarkt, Elvis-Presley-Imitatoren, Gedichtlesungen und Tanzabende. Eine Nachbarin erzählte mir entsetzt von ihren Reha-Erlebnissen an der Nordsee, wo sich ältere Kurbekanntschaften alle Jahre wieder nur spärlich bekleidet zwischen den Dünen träfen, und zwar, wie sie spitz bemerkte, »nicht zum Sandburgenbauen«.[19] Einige meiner Leserinnen und Leser berichteten von netten, gleichgesinnten Leuten, mit denen man in der Reha angeregte Fachgespräche über Herzklappenoperationen führen könne. Schweineklappe oder doch Kunststoff? Als Blutver-

---

[18] Letztere unter Bademeistern auch bekannt unter der Bezeichnung »Rentnerschleuder«.

[19] Der Reha-Tripadvisor bemängelt hier allerdings den schlechten Handyempfang. Meine Nachbarin erzählte mir, dass die Patienten manchmal knietief in der Brandung stünden, den Arm mit dem Handy zum Himmel gereckt, eine neue Form der Freiheitsstatue.

dünner Marcumar oder ASS? Die neuesten Diätrezepte – die Abende würden nie langweilig.

Auch ich hatte mir meinen Reha-Aufenthalt zunächst wie einen Urlaub vorgestellt. Im Krankenhaus spielte ich mit dem Gedanken, die gleiche Kurklinik aufzusuchen, in der mein Vater bereits vor einigen Jahren nach seiner Bypass-OP als Patient war. Es handelt sich dabei um eine Art Wellnesstempel mit ausgesuchten Weinen, Bibliothek in echter Eiche und Zimmer direkt am See. Einziger Nachteil: Für mich, den ordinären Kassenpatienten, hätte der dreiwöchige Aufenthalt so viel gekostet wie ein Kleinwagen.

Also entschied ich mich für Bad Bichelstein.

Auch hier gibt es einen schönen See, viel Park und Wald. Im gesunden Zustand würde ich das Gelände als ideale Joggingstrecke für etwa eine halbe Stunde bezeichnen. Für Herzpatienten ist so ein Ausflug das große Abenteuer. Ich komme mir vor wie Doktor Livingstone bei der Erkundung des Kongo.

Bekleidet mit ausgelatschten Turnschuhen, Gymnastikklamotten und der obligatorischen Jutetasche stehe ich zunächst vor der Karte des Parks und plane meine heutige Expedition. Bis hinüber zu den Bäumen, vorbei an Bänken und einer Bocciabahn, sind es circa 200 Meter. Ich denke, das ist machbar. Danach führt eine Treppe hinunter zum Seeufer, später betrete ich dann unbekanntes Gelände. Vielleicht werde ich auf Eingeborene treffen, vielleicht muss ich mich auch allein durchschlagen. Als Proviant dienen mir lediglich eine schon leicht bräunliche Banane vom Frühstücksbuffet und eine Flasche Wasser. Auf der anderen Seite des Kontinents[20] soll es eine Cafeteria geben, aber die hebe ich mir für eine spätere Expedition auf.

Die ersten hundert Meter bewältige ich ohne große Schwierigkeiten. Trotzdem drehe ich mich gelegentlich ängstlich zur Klinik um, deren Pforte immer mehr zwischen den Rhododendronbüschen verschwindet. Mit Herrn Freisinger und der Frühgymnastiktruppe Bypass 2 war ich heute früh schon mal hier, aber nun bin ich ganz auf mich allein gestellt. Ein tief gebeugter, einsamer Greis kommt mir

---

[20] Distanz ca. 800 Meter.

auf Krücken entgegen. Wir grüßen uns schweigend, wie zwei Trapper jenseits der Mason-Dixon-Linie. Ein paar Parkbänke, die ich verwegen auslasse, die Bocciabahn als letzter Gruß der Zivilisation – dann beginnt der dunkle Wald.

Eine vom Regen schlüpfrige Treppe führt hinunter zum Seeufer, daneben ein abgegriffenes Geländer. Ich nehme die ersten Stufen und bin erfreut, wie leicht es mir fällt. Meter für Meter arbeite ich mich dem Talgrund entgegen, die Vögel zwitschern, der Geruch des Sees steigt mir in die Nase. Ich fühle mich leicht und frei. Ha, nicht umsonst hat mich Herr Freisinger gleich in Bypass 2 gesteckt. When the going gets tough, the tough gets going!

Schneller als erwartet komme ich unten an. Das Seeufer taucht zwischen einigen Hecken auf. Ich schlurfe darauf zu, Kies knirscht unter meinen Turnschuhen, kleine Wellen rauschen heran. Ich habe mein Ziel erreicht! Die Nilquellen von Bad Bichelstein! Glücklich blicke ich einigen Möwen hinterher, die mir kreischend von einer neuen Welt am gegenüberliegenden Ufer erzählen. Ampfing, Umpfing, Pimpfing, alles scheint jetzt erreichbar!

In diesem Augenblick ertönt hinter mir ein Geräusch. Ich drehe mich um und sehe eine Gestalt auf mich zuschreiten. Es ist einer der Schweiger vom Kantinentisch, der Kroate Helmut. Wie ein Phantom hat er sich mir genähert! Ganz langsam kommt er auf mich zu, und erst als er direkt vor mir steht, hebt er den Kopf und blickt mich sehr ernst und sehr streng an. Dann spricht er.

Zum ersten Mal überhaupt bricht Helmut, der stumme kroatische Philosoph mit dem Walrossschnauzer, sein Schweigen. Seine Stimme klingt rauchig, nach Tundra und Balalaika und irgendwie sehr traurig. Der folgende Dialog ist mir bis heute im Gedächtnis geblieben. Er erinnert mich an die Begegnung zweier Astronauten auf dem Mars.

Helmut *(wehmütig):* »Du hier alleine unterwegs?«
Ich: »Äh ja. Warum?«
Helmut: »Du keine Angst so alleine?«
Ich *(leicht verunsichert):* »Äh, nein. Haha! Du bist doch auch allein.«
Helmut *(sehr trauriger Dackelblick):* »Ich aber nicht so krank.«

Mit diesen Worten dreht sich Helmut um und schlurft davon, genauso gespenstisch, wie er sich vorher genähert hat. Ich bleibe allein am Seeufer zurück. Und mit einem Mal beschleicht mich leise Panik. Was soll das heißen: Ich aber nicht so krank? Gut, Luigi hatte mir gestern erst erzählt, dass Helmut zwei Stents[21] bekommen hat. Im Tischgesprächranking der Herzpatienten rangiert er damit weit unter uns Bypasslern und Klappis. Am Nachbartisch sitzt einer mit vier Bypässen und einem Herzschrittmacher, der ist natürlich immer der Mittelpunkt. Mit einem einzigen Bypass bin ich jedoch allenfalls Durchschnitt. Und zudem kann ich mit meinem jungen Alter punkten. Wieso also glaubt Helmut, ich könnte die Expedition zum See nicht wagen?

Fragen kann ich ihn leider nicht, denn er ist bereits wieder verschwunden. Ich beschließe, das Projekt »Livingstone« für heute abzublasen, und schlurfe zurück zur Treppe. Als ich nach oben blicke, kommt sie mir plötzlich unendlich lang vor. Da bin ich runtergekommen? Und vor allem: Da soll ich wieder hoch? Wie viele Stufen sind das eigentlich? Hundert? Zweihundert?

Ich mache einen Schritt nach dem anderen, ein Tiefseetaucher am Grunde des Ozeans. Trotzdem bekomme ich schon nach wenigen Metern plötzlich Atembeschwerden. Hinzu kommen Schmerzen in der Herzgegend. Ist das etwa ein beginnender Infarkt? Ist irgendetwas bei der OP schiefgelaufen, und nun platzt mein Bypass wie ein zu prall aufgeblasener Fahrradschlauch? Oder bilde ich mir das alles nur ein? Wenn, dann sind das jedenfalls sehr intensive Einbildungen. Nun verfluche ich mich für meinen aberwitzigen Plan, alleine den Bichelsteiner Kurpark erkunden zu wollen.

*Ich aber nicht so krank ...*

Helmuts Worte gehen mir nicht mehr aus dem Kopf. Stufe für Stufe schleppe ich mich die Treppe hoch. Sicherheit gibt mir nur mein Handy, das ich in der Jutetasche ...

---

[21] Kleine Röhrchen, teilweise mit Medikamenten beschichtet, die die verstopften Herzkranzgefäße offen halten sollen. Sie erinnern entfernt an dünne Gartenschläuche, halten aber hoffentlich länger.

Ich greife in die Tasche, beginne hektisch zu wühlen, meine Finger berühren die Patientenmappe, die Wasserflasche, sie greifen in die matschige Banane. Doch kein Handy.

Ich habe mein Handy auf dem Zimmer vergessen!

Nun ergreift mich vollends Panik. Tief im Innersten weiß ich, dass dies kein Infarkt ist, sondern reine Angst. Doch was hilft das, wenn die Brust schmerzt und die Atmung den Geist aufgibt? Vor mir windet sich die Treppe wie eine endlose Himmelsleiter. Immer wieder bleibe ich stehen, umklammere fest das Geländer und ringe nach Luft. Wenn ich jetzt zusammenbreche – wie lange wird man wohl brauchen, um mich hier zu finden? Die eine Hand Richtung unerreichbare Klinik ausgestreckt, die andere verzweifelt die graue, von Bananenmatsch durchweichte Jutetasche umklammernd. Was wird auf meinem Grabstein stehen? Wird Helmut die Grabrede halten?

*Er keine Angst ... aber sehr krank ...*

Mühsam schleppe ich mich weiter. Und endlich sehe ich vor mir das Ende der Treppe. Noch zehn Stufen, noch fünf, noch drei, noch eine ... Ich bin oben! Zehn Meter entfernt steht eine Parkbank, auf die ich zutaumle. Ich mache kurz Rast, dann geht es durch die Bäume und den Park auf die Klinik zu. Als ich dort nach einer Ewigkeit anlange, bin ich kalkweiß im Gesicht.

Direkt neben der Pforte sitzt Helmut und schält einen Apfel. Verdammt, er muss eine Abkürzung gekannt haben! Kein Mensch kann so schnell die Treppe hinaufhasten! Als ich auf ihn zuwanke, sieht er hoch und grinst mich an.

Er sagt nichts.

Mittlerweile bin ich davon überzeugt, dass Helmut kein Lagerist ohne Schulabschluss ist, wie Rolf immer behauptet, sondern ein großer Philosoph. Bis heute grüble ich darüber nach, warum er mir diese Prüfung auferlegt hat. Was sollte mir diese eine Frage, die mir der Guru von Bad Bichelstein gestellt hat, sagen? Was ist der tiefere Sinn?

*Du hier alleine unterwegs ...?*

Oh, Meister, was ist die Antwort???!!!

Doch Helmut hat nie wieder gesprochen.

# DER RÖCHLER UND DER SCHNARCHER

Schriftsteller gelten als kompliziert, launisch und vor allem als sehr sensibel und hellhörig. Von Thomas Mann heißt es, dass seine Kinder nur auf Zehenspitzen am väterlichen Schreibzimmer vorüberschleichen durften. Von einer amerikanischen Autorin habe ich gehört, an ihrer Tür hänge ein Zettel, auf dem steht: »Mami schreibt. Nicht stören, es sei denn, es brennt oder jemand blutet.«

Zwar bin ich ein ganz trivialer Unterhaltungsschriftsteller, trotzdem ist Ruhe auch bei mir ein wesentlicher Bestandteil vom Lebensglück. Ich liebe es, wenn sich am Morgen die Haustür hinter meiner lärmenden Familie mit einem satten »Wuuump« schließt und ich mich in absoluter Stille der Zeitungslektüre und der ersten Tasse Kaffee zuwenden kann. Autolärm im Urlaub macht mich rasend, Vespas in süditalienischen Kleinstädten wecken den Mafiakiller in mir, und in Zügen kann ich nur mit Ohrstöpseln plus schallgeschützten Kopfhörern arbeiten.

Meine Frau hält mich deshalb für ein wenig kompliziert. Ich finde aber, das Leben als Schriftsteller verlangt eben das Erfüllen gewisser Klischees, auch wenn es schwerfällt.[22]

Nun ist so ein Krankenhaus nicht gerade für sensible Charaktere geschaffen. Es piepst, rattert und lärmt; es riecht nach menschlichen Ausdünstungen, Putzmittel und Diätkost; alle paar Minuten kommt irgendjemand ins Zimmer, piekst einen mit einer Spritze, rüttelt am Infusionsständer oder leert die Bettpfanne des Nachbarn. Ich weiß, das muss so sein, niemals würde ich klagen. Ich bitte nur um Ver-

---

[22] Dazu gehören auch das Tragen von Morgenmänteln am Nachmittag, eine gewisse Weinerlichkeit und drei Monate alte Kaffeeränder auf dem Schreibtisch.

ständnis, dass Mehrbettzimmer und feinfühlige Schriftstellergemüter nicht gerade, die ... nun ja, ideale Verbindung eingehen.

Drei Tage nach meiner Herz-OP wurde ich von der Intensivstation in den normalen Klinikbereich verlegt. Ich bin stinknormaler Kassenpatient, ein Einzelbett mit Chefarztbetreuung ist da nicht drin. Trotzdem hätte ich liebend gerne den Aufpreis bezahlt – alleine, es war kein Einzelbett mehr frei. So schob mich die liebreizende Schwester Amelie in einen Raum mit zwei älteren Herren, warf mir ein letztes Lächeln zu und überließ mich meinem Schicksal.

Bei meinem linken Bettnachbarn handelte es sich um einen Herzpatienten, der mittlerweile eine zweite Herzklappe, einen Schrittmacher und irgendeine Art Pumpe mit sich herumtrug. Das führte dazu, dass er zum Gotterbarmen röchelte. Er klang wie ein uralter Darth Vader mit Pflegestufe drei. Hätte er »Iiiiich bin dein Uuuuurgroooooßvvvvvater« geröchelt, ich wäre nicht erstaunt gewesen. Doch ohnehin war er nur sehr schwer zu verstehen, meistens machte er mit Handzeichen auf sich aufmerksam oder warf die Suppe vom Tablett.

Mein rechter Nachbar war ein unglaublich dicker Mann, der aus Ungarn stammte und ein sehr drolliges Deutsch sprach. Er war mir sofort sympathisch. Das änderte sich schlagartig, als er zum ersten Mal tagsüber einschlief. Offenbar litt er unter starker Schlafapnoe.[23] Das führte dazu, dass er nicht einfach schlief, sondern vielmehr japste, keuchte, rasselte, wimmerte und seufzte. Manchmal redete er in seinen Träumen auch laut auf Ungarisch – einer Sprache, die sich besonders nachts und in unbeleuchteten Räumen sehr unheimlich anhört.[24] Dann setzte die Atmung wieder so lange aus, dass ich schon glaubte, die Schwester rufen zu müssen. Doch jedes Mal kam das Geschnarche danach umso lauter und rasselnder wieder zurück.

---

[23] Bei der Schlafapnoe setzt die Atmung während des Schlafens immer mal wieder für längere Zeit aus. Die Folgen sind eine erhöhte Tagesmüdigkeit bis hin zum Sekundenschlaf sowie eine Reihe weiterer Folgeerkrankungen. Bei geplagten Ehepartnern führt das oft zu anderen Erkrankungen bis hin zu Mordfantasien.

[24] Ein Beispiel? »Örülök, hogy megismerhettem.« (»Schön, Sie kennenzulernen.«)

## Der Röchler und der Schnarcher

Ich nannte meine beiden Bettnachbarn nur den Röchler und den Schnarcher.

Schon nach kurzer Zeit stellte sich heraus, dass der Röchler und der Schnarcher miteinander verfeindet waren. Ich weiß nicht, wie lange sie in diesem Zimmer schon zusammen eingesperrt waren, doch auf alle Fälle hatte es ausgereicht, sich bis aufs Blut zu bekriegen. Im übertragenen Sinne währte ihr Kampf seit Jahrtausenden. Gut gegen Böse, Schwarz gegen Weiß, Röchler gegen Schnarcher.

Auslöser allen Streits war wie so oft der Fernseher. Aus irgendeinem unerfindlichen Grund ließen sich zwar alle Radioprogramme über Kopfhörer empfangen, fernsehen hingegen konnte man in diesem Dreibettzimmer nur laut. Man musste sich also gemeinsam auf *ein* Fernsehprogramm einigen. Und das war unmöglich.

Der Röchler erwies sich als eingefleischter Fußballfan, während der Schnarcher eher den großen abendfüllenden Spielfilm bevorzugte. Sie beschimpften sich gegenseitig als »Arschloch« und »Prolet« – und zwar immer über mein Bett hinweg, das zwischen ihnen stand. Gelegentlich versuchte ich schlichtend einzugreifen, doch mein mattes, leises Stimmchen drang überhaupt nicht zu ihnen durch. In diesem Duell war ich nur ein piepsender Zwerg zwischen zwei donnernden Titanen. Hinzu kam, dass Schwester Amelies Einläufe jetzt erst zu wirken begannen. Alle halbe Stunde musste ich nach den Pflegern klingeln, die mich dann samt Blasenkatheter und Infusionsschläuchen zur Toilette schleppten – vorbei an meinen keifenden Nachbarn. Auf dem Rückweg verfing ich mich einmal in den eigenen Schläuchen und schlug fast der Länge nach vor dem Krankenbett hin.

Noch nie in meinem Leben hatte ich mich so hilflos gefühlt, so überfordert, so allem ausgeliefert.

Um das Geschimpfe der zwei Alten und das Gedudel aus dem Fernseher aus meinem Kopf zu verbannen, beschloss ich, auf meinem Smartphone sehr laut Bach zu hören.[25] Leider musste ich feststellen, dass mein Akku alle war.

---

[25] Die »Goldberg-Variationen«, für mich eines der besten Schlafmittel, kommt gleich nach Valium und dem Kommentar in den »Tagesthemen«.

Vor langer Zeit stieg ich mal in Nepal in 5400 Meter Höhe auf den Thorong-La-Pass. In dieser Höhe muss man sich seeeehr langsam bewegen, um nicht außer Atem zu kommen. Etwa genauso langsam suchte ich nun in meiner Tasche nach dem Ladekabel, dann suchte ich die Steckdose. Sie war ungefähr einen Meter entfernt, also etwa so weit wie die sauerstoffarme Death-Zone des Mount Everest. Trotzdem schaffte ich es irgendwie, mein Handy anzuschließen und aufzuladen. Währenddessen schimpften der Röchler und der Schnarcher lautstark weiter.

Nach etlichen Fehlversuchen gelang es mir endlich, den Kopfhörer aufzusetzen. Es wurde Abend, dann Nacht, das Genöle des Röchlers setzte aus – nur um gleich darauf vom Wimmern und Schnaufen des Schnarchers ersetzt zu werden. Gegen diese Kakofonie schien auch Johann Sebastian Bach machtlos. Schließlich verfiel ich auf den Trick, mir *zuerst* Wachsstöpsel in die Ohren zu stecken und *dann* die Kopfhörer darüberzustülpen. Nun ertönte das Schnarchen nur noch wie hinter einer fernen Wand, zeitgleich setzte das starke Schlafmittel ein, das mir die mitleidigen Schwestern zugebilligt hatten.

Leider weiß ich den Namen des Mittels nicht mehr, doch die Wirkung war erstaunlich.

Ein allumfassender Frieden setzte ein, wie ich ihn noch nie erlebt hatte. Bachs »Goldberg-Variationen« vermischten sich mit den gedämpften Schnarchlauten zu einer somnambulen Symphonie. Ich lächelte milde. Gerne hätte ich dem Schnarcher gesagt: Hey, es ist okay, dass du schnarchst. Schnarchen wir nicht alle mal? Gerne hätte ich dem röchelnden Darth Vader die Hand zum Friedensgruß gereicht. *May the peace be with you* ... Doch dafür war ich viel zu müde und zu erschöpft.

Endlich schlief ich ein. Es folgte eine traumlose Nacht, aus der ich mit frischem Mut erwachte.

Es ist gut, dass es diese Art von Schlafmitteln nur auf Rezept gibt und Thomas Mann, der alte Schreibzausel, sie vermutlich noch nicht kannte. Aller Wahrscheinlichkeit nach wären so kein »Zauberberg« und auch keine »Buddenbrooks« entstanden.

Aber ich denke, Thomas Manns Kinder wären glücklicher gewesen.

# BALLSPORT

Mit einem quietschgrünen Gummiball in der Hand stehe ich in der Sporthalle von Bad Bichelstein und lausche Herrn Freisingers militärischen Anweisungen. Er trägt einen Sportanzug aus den späten Siebzigern und blickt dabei so streng wie der Ausbilder eines Bootcamps. Für einen Darsteller aus »Platoon« hat er allerdings den falschen Akzent.

»Sodala, ich möchte, dass jeder von Ihnen einen von diesen Bällen in die Hand nimmt und ihn gründlich knetet«, sagt er im leicht sächselnden Singsang und drückt sein Bällchen. »Das massiert Ihre Finger, da kommt das Blut zurück.«

Ich blicke hinüber zu den Oberpfälzern und bin im gleichen Moment froh, dass ich nicht so ein kleiner Ball in ihren Pranken bin. Sie kneten, als wollten sie Gummisaft herauswringen.

Nach meiner letzten unschönen Begegnung mit Frau Dr. Liebsamen auf dem Klinikparkplatz hatten wir zwei ein klärendes Gespräch, bei dem ich absolute Alkoholabstinenz gelobte. Dafür strich sie meine Morgenmassage. Auch nach längerem Nachdenken fiel ihr kein Grund ein, warum es für meinen Gesundheitszustand förderlich sein soll, einmal täglich vor dem Frühstück von Oberpfälzer Mammuts durchgewalkt zu werden.

Die »Bewegungstherapie Bypass 2« konnte ich ihr leider nicht ausreden.

Und also lausche ich den Befehlen von Herrn Freisinger, der im federnden Gang unsere ungleiche Truppe abschreitet. Neben mir stehen Hausmeister-Rolf und Helmut, der Schweiger, der seit seinem rätselhaften Satz am See wieder in die übliche katatonische Starre verfallen ist. Traurig blickt er auf den Ball in seiner Hand, als täte es ihm leid, ihn kneten zu müssen.

»Auf mein Kommando nennen Sie den Namen eines Ihrer Mitspieler und werfen ihm dann den Ball zu«, bellt Herr Freisinger im Stakkato eines NVA-Unteroffiziers. »Dieser fängt ihn und wirft ihn dann einem weiteren Mitspieler unter Nennung seines Namens zu. Alles klar?«

Ein Dutzend leerer Augenpaare starren ihn an.

»Ich möchte wissen, ob Sie das verstanden haben?«, wiederholt Herr Freisinger.

Einige von uns, darunter auch ich, nicken. Kurz überlege ich, nach dem tieferen Sinn dieses Spiels zu fragen. Geht es vielleicht darum, uns näher kennenzulernen? Warum spielen wir dann nicht »Mein rechter, rechter Platz ist leer«? Soll ich Roth-Händle-Luigi oder einfach nur Luigi beim Werfen rufen? Wie heißen Helmut und Hans eigentlich wirklich? Doch da trifft mich auch schon der erste Ball direkt im Gesicht. Natürlich hat ihn Hausmeister-Rolf geworfen, der mich nun angrinst wie nach einem verwandelten Elfmeter.

»Herr Lukowski«, schimpft Herr Freisinger an Rolf gewandt. »Ich sagte *Auf mein Kommando*. Haben Sie ein Kommando gehört?«

Rolf schüttelt schuldbewusst den Kopf. Er hebt seinen Ball vom Boden auf und blickt Herrn Freisinger erwartungsvoll an.

»Herr Pötzsch und Herr Grubinger fangen an«, sagt dieser bereits leicht erschöpft und deutet auf mich und einen der Oberpfälzer. »Auf die Plätze, fertig, *los!*«

Ich werfe meinen Ball hinüber zu Luigi und nenne ihn dabei beim Namen. Doch Luigi war in Gedanken offenbar mit seinem Lkw irgendwo in der Nähe von Neapel unterwegs, sodass der Ball an seiner Brust abprallt und zu Boden kollert. Herr Grubinger steht immer noch stirnrunzelnd mit dem Gummiball in der Hand in der Mitte der Halle. Ganz offensichtlich hat er die Spielregeln nicht verstanden. Währenddessen werfen sich einige der Oberpfälzer ungefragt ihre Bälle zu. Nur Hans und Helmut stehen in ihrer Ecke, schweigen und tun gar nichts.

»Aufhören, aufhören!« Herr Freisinger seufzt. »Ich fürchte, dieses Spiel ist ein wenig zu kompliziert, selbst für Bypass 2. Vermutlich die Betablocker. Die machen manchmal ein wenig dusselig. Nun denn, dann eben was anderes ...«

Er geht hinüber zu einer Kiste, die aussieht wie die Sandkastentruhe meiner Kinder, wühlt ein wenig darin herum und kommt schließlich mit einem Turm von Plastikbechern zurück. Diese verteilt er fachmännisch an die Helden von Bypass 2.

»Ich möchte, dass Sie versuchen, mit Ihrem Becher den Ball aus der Luft zu fangen. Sie werfen Ihren Ball also hoch, halten die Hand mit dem Becher ausgestreckt und ...«

»Herr Freisinger«, unterbreche ich seine Ausführungen.

Unser Bootcamp-Ausbilder sieht mich ungeduldig an. »Ja, was ist denn noch?«

»Das sind 5-Minuten-Terrinen.«[26]

Herr Freisinger wirkt kurz irritiert, fängt sich aber schnell wieder und nimmt Haltung an. »Na und? Sind Sie sich vielleicht zu fein, mit Suppenbechern Bälle zu fangen, Herr Pötzsch?«

»Warum benutzen wir in der Bewegungstherapie 5-Minuten-Terrinen?«

»Warum wohl? Weil auch diese Klinik sparen muss! Ein überaus freigiebiger Patient hat uns diese Becher zur Verfügung gestellt. Und ich kann auch Sie alle nur auffordern, es ihm gleichzutun.« Herr Freisinger sieht jeden Einzelnen von uns ernst an. »Sollten Sie also zu Hause mal eine 5-Minuten-Terrine löffeln, denken Sie an Bad Bichelstein. Ich möchte Sie nur darum bitten, die Behälter vorher zu reinigen. Wir sind um jede Spende dankbar.«

*Schwerter zu Pflugscharen, Suppenbecher zu Sportgeräten*, denke ich und nicke, beeindruckt von dem Aufopferungswillen des großzügigen Eintopfspenders. Wie viele 5-Minuten-Terrinen hat er für diese Klinik wohl gelöffelt? Musste er deshalb im Anschluss noch in eine gastroenteritische Reha?

»Wenn das nun also geklärt ist, können wir ja beginnen«, sagt Herr Freisinger mit einem verärgerten Seitenblick in meine Richtung. »Auf mein Kommando: Ball *hüpft*!«

---

[26] Für diejenigen, die diese köstliche Speise nicht kennen: Es handelt sich um ein Instantgericht, das im mitgekauften Becher angerührt wird. In den Werbeclips der Achtziger sah man dabei immer eine glückliche Familie, die an einer dunstigen Wolke Glutamat schnüffelt.

Wir lassen unsere Bälle springen und in den Suppenterrinen verschwinden. Ich glänze dabei mit den Feurigen Texasnudeln, Gerd hat die Buchstabensuppe und Luigi passenderweise Spaghetti bolognese. Nach einer Weile fordert uns Herr Freisinger auf, während des Fangens gleichzeitig in der Halle herumzugehen. Männer jedes Alters und jeder Körpergröße schreiten mit Suppenbechern auf und ab, wobei immer wieder Gummibälle zu Boden fallen. Schließlich werfen wir uns die Bälle gegenseitig zu. Großer Spaß allerorten! Ich überlege, dieses Spiel auf dem nächsten Kindergeburtstag meiner achtjährigen Tochter einzusetzen. Aber vermutlich ist sie dafür schon zu alt.

»Und aufhören!«, befiehlt Herr Freisinger nach einer Weile, sichtlich erfreut, dass wir mit derartigem Eifer bei der Sache sind. »Wenn es am schönsten ist, muss Schluss sein. Außerdem müssen wir ja auch noch aufräumen, nicht wahr?« Er sammelt die Bälle und Becher wieder ein, von denen sich vor allem die Oberpfälzer nur äußerst ungern trennen. Ein bekannter Eintopfhersteller hat wieder neue Kunden gewonnen. Vielleicht bekommt die Klinik ja Provision?

»Sodala, zum Schluss habe ich noch ein lustiges Gesellschaftsspiel«, sagt Herr Freisinger mit einem Augenzwinkern, das mich sofort argwöhnisch macht. Er deutet auf einen Haufen Hula-Hoop-Reifen in einer Ecke. »Nehmen Sie sich bitte jeder einen Reifen.«

Das große Reifenverteilen beginnt. Ich begutachte das runde Plastik und versuche herauszufinden, ob es sich dabei vielleicht um zerschnittene Kanalrohre handelt – eine großzügige Spende der hiesigen Bauindustrie.

»Steigen Sie nun jeder in Ihren Reifen und heben Sie ihn auf Brusthöhe!«, befiehlt Herr Freisinger.

Mit dieser Übung haben vor allem einige der beleibteren Oberpfälzer ihre Schwierigkeiten. Doch schließlich stehen wir alle schnaufend vor ihm, die Hände um die Ringe gekrallt wie Ertrinkende in ihren Schwimmreifen.

»Nun greifen Sie bitte den Reifen Ihres Vordermanns, sodass wir alle zusammen eine lustige Polonaise bilden«, sagt Herr Freisinger.

»Auf mein Kommando gehen wir so Richtung Geräteraum. Und, Achtung, Polonäääse!«

Ich zucke zusammen. Habe ich gerade das Wort ›Polonaise‹ gehört? Sind das die Nachwirkungen der Betablocker? Doch da zieht mich Rolf mit meinem Reifen auch schon nach vorne, ich stolpere kurz, dann beginnt der Marsch des Grauens.

Im Gleichschritt tappen wir mit unseren bunten Reifen wie die Tanzbären auf den Geräteraum zu, rhythmisch angefeuert vom Klatschen unseres Bootcamp-Ausbilders. Oben auf der Empore stehen ein paar ältere Patienten und winken.

Ich werde Frau Dr. Liebsamen schon morgen bitten, mich auch von »Bewegungstherapie Bypass 2« zu befreien. Im Gegenzug könnte ich ihr anbieten, jeden Tag eine 5-Minuten-Terrine für das Wohl der Klinik zu löffeln.

Am liebsten Piratensuppe oder Kartoffelbrei Jalapeño Chili.

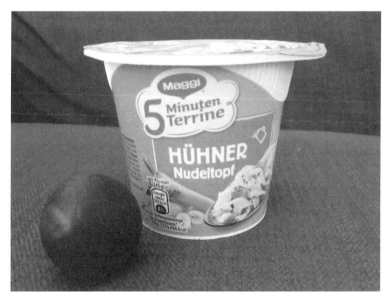

Lust auf eine Runde Becher-Ball? Auch mit einfachsten Mitteln wie dieser 5-Minuten-Terrine lassen sich in Bad Bichelstein Fitnessübungen durchführen.

# VON HENKERN UND HERZEN

Eigentlich sollte man meinen, dass ich mit tödlichen Krankheiten, diversen Körperflüssigkeiten und geöffneten Brustkörben ganz gut zurechtkomme. In Arztfamilien werden bei lecker Abendbrot und Feierabendbierchen oft Themen besprochen, die in anderen Familien mindestens zu Stubenarrest, wenn nicht gar zur Enterbung führen würden. Begriffe wie »eitriger Abszess« oder »Analfistel« gehen mir locker über die Lippen, ohne dass mir dabei das Frühstücksei wieder hochkommt. Und geschmacklose Witze in Medizinerkreisen lassen mich höchstens mit der Augenbraue zucken.[27]

Hinzu kommt, dass ich auf eine ziemlich blutige Ahnenreihe zurückblicken kann. Immerhin stamme ich von der berühmten bayerischen Scharfrichterfamilie Kuisl ab. Unter meinen Vorfahren befinden sich gleich vierzehn Henker, darunter auch der berüchtigte Scharfrichter Jörg Abriel, der im sogenannten Schongauer Hexenprozess im 16. Jahrhundert über sechzig Frauen folterte, köpfte und danach verbrannte. Vermutlich hat Jörg Abriel mehr Blut gesehen als so mancher verweichlichte Herzchirurg heutzutage.

Die Folterwerkzeuge meiner Ahnen wiederum glichen durchaus modernem chirurgischen Gerät, besonders die Sägen und Zangen, nur sind sie heutzutage nicht mehr ganz so rostig und blutbefleckt. Da die Kuisls auch als Heiler tätig waren, werden sie sich bestimmt auch das eine oder andere menschliche Herz genauer angesehen haben – manches vielleicht sogar, *bevor* es zum Schlagen aufgehört hat.

---

[27] Am liebsten mag ich den vom Arzt und Autor. Sagt der Doktor mit Grabesstimme: »Tut mir leid, mein Herr, Sie haben nur noch drei Monate zu leben.« Antwortet der Autor: »Mein Gott, *wovon* denn?!«

Und ich bin mir sicher, eine Bypassoperation hätten meine Vorfahren genauso akkurat ausgeführt wie das Ausrenken von Gelenken und das Quetschen von Fingern. Hauptsache, die Bezahlung stimmt.

Trotz dieser familiären Vorbelastung habe ich mich für die Themen Tod, Krankheit und Herz eigentlich nie sonderlich interessiert. Das änderte sich schlagartig, als ich plötzlich selbst betroffen war. Schon in meinen ersten Tagen nach der Operation begann ich hastig, in den einschlägigen Büchern zu blättern. Die Beschäftigung mit meiner Herzkrankheit gab mir das Gefühl, die Sache irgendwie im Griff zu haben. Eigentlich ein kompletter Blödsinn, doch die menschliche Psyche kennt eben tausend Möglichkeiten, sich selbst zu überlisten.

Aus den Büchern, die sich auf meinem Nachttisch im Krankenhaus stapelten, erfuhr ich beispielsweise, dass die durchschnittliche Pumpleistung eines Herzens 8500 Liter am Tag beträgt, das sind drei Millionen Liter im Jahr. Jeden Tag schlägt dieses wunderliche Organ unablässig, bis zu 100 000-mal! In einem siebzigjährigen Leben sind das immerhin rund 2,5 Milliarden Schläge. Mein Ziel war es, wenigstens die Zwei-Milliarden-Marke zu knacken – und mir nicht den Schnitt durch irgendeine dahergelaufene Herzkranzgefäßverengung vermiesen zu lassen.

Was unser Herz genau in Gang setzt, ist immer noch nicht exakt erforscht; doch schon wenige Tage nach der Zeugung beginnen einige Zellen wie auf magische Weise zu pulsieren, bis zum letzten Atemzug. Wer einen Gott sucht, sollte vielleicht hier mit seiner Recherche beginnen. Nicht umsonst wird im katholischen Glauben die Mutter Maria oft mit einem Herzen dargestellt. Aber auch in allen anderen Kulturen ist das Herz ein mächtiges Symbol. Ob es einem nun in die Hose rutscht, bis zum Hals schlägt, vor Kummer bricht, schwer oder gleich aus Stein ist, ob man es jemandem ausschüttet oder man es am richtigen Fleck hat – das Herz ist aus unserer Sprache nicht wegzudenken.

Von allen Muskeln unseres Körpers verrichtet das Herz die größte physische Arbeit. Kein Wunder also, dass es bei dem einen oder anderen von uns schon früher schlappmacht.

Dummerweise war das auch bei mir der Fall.

Während vieler schlafloser, von Ängsten bestimmter Nächte las ich Dinge, die ich mir besser für den Tag aufgespart hätte. So erfuhr ich, dass die meisten Menschen einen Herzinfarkt frühmorgens, noch vor Sonnenaufgang, erleiden. Vor dem Aufwachen steigt nämlich die Blutgerinnungsaktivität, was dann den berüchtigten Herzinfarkt auslösen kann. Interessanterweise schlägt der Infarkt am häufigsten zwischen Weihnachten und Neujahr zu. Die Gründe dafür sind mitunter die gleichen, die wir auch sonst mit der ach so schönen Weihnachtszeit verbinden. Also zu kaltes Wetter, zu fettes Essen, zu viel Alkohol, zu wenig Bewegung und Stress, Stress, Stress …

Nun, wenigstens beim Thema Weihnachten musste ich mir keine Sorgen machen. Es ging bereits auf Ostern zu.

Glücklicherweise gab es in den Büchern aber auch gute Nachrichten. Wer sein Herz schonen möchte, kann das nämlich auch mit seiner Lieblingsmusik tun. Das weitet die Blutgefäße. Gut ist auch mehr Sex, man baut Stress ab und bleibt in Bewegung. Auch mehr Schlaf schützt vor Herzinfarkt. Allerdings darf es auch nicht zu viel sein. Wer länger als neun Stunden jede Nacht schläft, hat laut einer amerikanischen Studie ein fünfzig Prozent höheres Risiko für Herzinfarkt und Herz-Kreislauf-Erkrankungen. Bei weniger als fünf Stunden steigt das Risiko um mehr als das Doppelte. Ideal sind sieben Stunden – was ich persönlich auf Dauer allerdings nicht durchhalte, ohne meine Umwelt zu gefährden.

Parodontitis oder eine schlechte Ehe erhöhen ebenso die Gefahr einer Herzkrankheit. Bei Ersterem sind es vermutlich bestimmte Bakterien, die vom Mundraum in den Blutkreislauf wandern und dort zu Arterienverengung führen. Häufiger Streit und ständige Kritik in Beziehungen wiederum erhöhen das Risiko für Angina Pectoris oder einen Herzinfarkt laut einer australischen Studie immens. Wer sich richtig ärgert, kann noch zwei Stunden später einen Herzinfarkt erleiden. Die Wahrscheinlichkeit ist 8,5-mal höher als ohne den Streit.

Ein anderes Problem ist das sogenannte Holiday-Heart-Syndrom, das meist montags nach einem durchzechten Partywochenende auftritt. Die Folge: Herzrasen, Herz-Rhythmus-Störungen und Vorhofflimmern. Besonders junge Menschen, die nächtelang durchtanzen,

Aufputschmittel nehmen und ordentlich Alkohol tanken, sind davon betroffen.

Aber auch eine unglückliche Liebe, ein plötzlicher Todesfall oder ein anderes Unglück kann sprichwörtlich zu einem gebrochenen Herzen führen. Die Wissenschaft nennt dies das »Broken-Heart-Syndrom« oder auch »Tako-Tsubo«. Vor allem ältere Frauen, die durch einen Schicksalsschlag starkem Stress ausgesetzt sind, sind davon betroffen. Der Herzmuskel verkrampft sich plötzlich, was zu den gleichen Symptomen wie bei einem Infarkt führt. Dies passiert beispielsweise bei der Beerdigung des geliebten Ehemannes, just wenn der Sarg in die Grube fährt.

In glücklichen Ehen halten Bypässe wiederum länger als in unglücklichen. Menschen mit Bypässen, die mit ihrer Beziehung zufrieden sind, haben laut einer Studie eine über dreifach so hohe Chance, nach 15 Jahren noch am Leben zu sein wie die Unzufriedenen. Verheiratete haben immerhin 2,5-mal so hohe Chancen wie Singles. Hier sah ich für mich gute Chancen. Ich war verheiratet – und das auch noch glücklich. Mein Bypass sollte also erst mal eine Weile halten.

All dies las ich gebannt, mit Ohrstöpsel und Kopfhörer, während ich im Krankenbett zwischen dem Röchler und dem Schnarcher auf meine Verlegung in ein Einzelzimmer wartete. Ab und zu fuhr ein stechender Schmerz durch meine Brust, der noch von der Operation herrührte. Aus einem Schlauch, der von der Wunde wegführte, tropfte gelbliche Flüssigkeit in einen Plastikbeutel, wie Sand in eine Sanduhr.

Deprimiert starrte ich an die Decke und haderte mit meinem Schicksal, das mir noch immer unerklärlich war. Aber so ist das nun mal mit Schicksalen, sie sind eben oft unergründbar. Bloß vom eigenen fordert man offenbar immer eine Erklärung.

Was genau der Auslöser für meine Herzkrankheit war, werde ich wohl nie erfahren. Vielleicht waren es genetische Faktoren, das Rauchen oder die falsche Ernährung. Vielleicht war es aber auch der Stress. Ich hatte in den letzten Jahren sowohl beim Fernsehen und Radio gearbeitet wie auch eine Reihe von Romanen und Kurzgeschichten geschrieben. Hinzu kamen Lesungen in Deutschland und den USA, Auftritte mit Bands, das Jonglieren zwischen Beruf und Familie ... Es ist also schon möglich, dass mein Körper ganz plötzlich »Stopp!« rief. Vielleicht war es aber nichts von alledem, sondern schlicht Pech.

Diese Theorie mochte ich am liebsten. Sie gab mir das beruhigende Gefühl, dass nach der Operation alles weitergehen würde wie bisher.

Ich hatte meinen Agenten gebeten, alle Termine bis auf unbestimmte Zeit abzusagen. Lesungen, Interviews, Besprechungen mit dem Verlag ... Plötzlich hatte ich so viel Zeit wie noch nie in meinem Leben. Leider verbrachte ich sie nicht auf den Seychellen, sondern im Krankenhaus. Ich teilte meine Stunden auf in Bangen und Warten. Gelegentlich kam eine Schwester ins Zimmer, gab mir eine Spritze, maß meinen Blutdruck oder schob den Speisewagen herein, den ich ohne großen Appetit betrachtete.[28] Meine einzige Abwechslung waren die gelegentlichen Untersuchungen, zu denen mich ein Pfleger im Bett oder im Rollstuhl fuhr – kleine Unterbrechungen in der Ödnis Krankenhaus. Es war, als wäre ich ein Gefangener in einem meiner historischen Romane. Eine verfluchte Seele, die auf ihren Prozess wartet und ansonsten Striche in die Kerkerwand kratzt.

Ich brütete und grübelte und musste daran denken, dass mich gelegentlich Journalisten fragen, ob ich gerne in der Zeit leben würde, in der meine Bücher spielen. Äh, hallo? Kein elektrisches Licht, zum Himmel stinkende Gassen und die Todesstrafe auf dreimaliges Äpfelklauen ... Wer bitte schon möchte in solchen Zeiten *leben*? Darüber lesen, ja – aber doch nicht darin leben. Meine Vorfahren hätten solche Journalisten vermutlich schon wegen des Stellens derartig dummer Fragen auf die Streckbank gespannt oder mit einer Maulsperre versehen.

Seit meiner Herzkrankheit wusste ich allerdings nun noch einen weiteren Grund, warum das 17. Jahrhundert für mich nicht ganz so geeignet wäre.

Ich wäre schlichtweg schon gestorben.

---

[28] Vermutlich liegt es am Neonlicht, dass vor allem Wurstscheiben in Kliniken so aussehen, als kämen sie geradewegs aus dem Restebehälter der Pathologie.

Nach einigen Tagen wurde ich endlich verlegt. Ich ließ den Röchler röcheln und den Schnarcher schnarchen und rollte in mein heiß geliebtes Einzelzimmer, das nun endlich frei war.

Die Stille war göttlich.

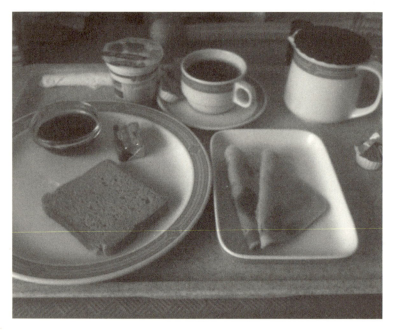

Die berühmte Bichelsteiner Gourmet-Platte. Mit Diätmargarine, fettarmem Joghurt und garantiert fleischfreiem Schinken.

# DER COUNTRY-ABEND

Gestern war ein großer Tag für mich in Bad Bichelstein, denn ich habe einen neuen Freund gefunden! Er heißt Axel und ist auf Kur wegen seiner Herzklappe. Axel hat ungefähr mein Alter, trägt zu Jogginganzug und Jutetasche ein cooles Hipsterkäppi und spielt im richtigen Leben Handball. Beim Suppenbecher-Ballfangen in der Gymnastikstunde ist er natürlich der Star. Allerdings leidet Axel darunter, dass er in Klappe 1 bei den Schlappis ist, während alte Hasen wie ich schon lange in Bypass 2 mit Hula-Hoop-Reifen jonglieren.

Beide sind wir unzertrennlich, ein unschlagbares Team, so wie Butch Cassidy und Sundance Kid, Bud Spencer und Terence Hill oder Batman und Robin. Allerdings klingen unsere Kampfnamen ein wenig nüchterner. Wir nennen uns selbst Klappen-Axel und Bypass-Olli. Axel hat noch Glück, dass man seine Herzklappe nur rekonstruiert und er keine Schweineklappe eingesetzt bekommen hat. Schweineklappen-Axel ist als Kampfname dann doch eher weniger geeignet.[29]

Hier in der Reha ist es wichtig, dass gleich durch den Namen klar wird, wie gravierend die Operation war. Venen-Elli steht in der Hierarchie ziemlich weit unten, andere heißen Doppler-Paul (zwei Herzklappen), Peter, der Piepser (Herzschrittmacher) oder Schlauch-Dieter (ungezählte Bypässe). Vor vielen Jahren war hier wohl mal ein Patient zur Kur nach einer Herztransplantation. Zu gerne wüsste ich, welchen Kampfnamen dieser Reha-Heros trug. Das Wunder von Bad Bichelstein? Der-mit-fremdem-Herzen-tanzt? Oder einfach nur: DER PATIENT?

---

[29] Gelegentlich werden auch Plastik- oder Rinderklappen verwendet, was den Namen auch nicht viel besser macht.

Jetzt am Abend sitzen Klappen-Axel und ich in der Cafeteria der Kurklinik und lauschen den Klängen eines 80er-Jahre-Synthesizers, der ziemlich lausig die Trompetenklänge von »Ring of Fire« imitiert. Dazu donnert »Costa Corazon, der Johnny Cash vom Wörthersee« mit dumpfem Bass ins Mikrofon: »Loooove is a börning thing ...«

Costa trägt ausgewaschene Jeans, eine Lederjacke mit Fransen und ein dazu passendes Toupet. Er ist sehr klein, sodass er hinter seinem Keyboard fast nicht zu sehen ist. Nur ab und zu, bei den höheren Tasten, stellt er sich auf die Zehen und mustert sein überwiegend älteres Publikum. So wie Costa Corazon aussieht, war er vermutlich vor einigen Jahrzehnten hier selbst mal Patient. Axel und ich sind der Meinung, dass Costa unbedingt noch an seinem Kampfnamen arbeiten sollte. Wobei das Corazon für eine Herz-Reha gar nicht mal so schlecht gewählt ist.

Dem Aushang in der Kantine haben wir heute früh entnommen, dass Bad Bichelstein zum Country-Abend lädt. Es ist nicht so, dass wir uns die abendlichen Aktivitäten groß aussuchen könnten. Am Mittwoch gab es einen Diavortrag über die Moose und Farne rund um die Kurklinik, gestern las ein lokaler Heimatdichter selbst verfasste bayerische Verse vor, und heute ist eben der Johnny Cash vom Wörthersee dran. Auch Hausmeister-Rolf und Venen-Elli sind gekommen. Rolf hat seinen besten Morgenmantel an und Elli trägt zu ihrem Rollstuhl Schlangenlederstiefel und Cowboyhut, außerdem ist sie stark geschminkt.

Elli ist nicht die einzige Frau, die sich für heute Abend aufgebrezelt hat. Etliche Damen, meist jenseits der fünfzig, tragen Cowboyhüte und hautenge Röcke aus Kunstleder, beim Lippenstift geben knallige, pinke Farben den Ton an. Breite Hintern wiegen sich im Takt der Musik, es wird geschäkert und gegiggelt. Ich frage mich, ob die Mädels die Hüte und Lederröcke extra für diesen Abend im Kostümladen gekauft haben oder ob die Dinger schon seit einer Ewigkeit bei ihnen im Schrank hängen.

»Bound by wiiiild desire ... I fell into a rrrring of fire.«

Noch etwas benommen von meiner Tagesration Betablocker, sehe ich mich um und stelle fest, dass Männer beim Country-Abend eindeutig in der Minderzahl sind. Neben Hausmeister-Rolf zieht ein silberhaariger Herr im Rollstuhl seine Runden. Er sieht dem verstorbenen Johnny Cash erstaunlich ähnlich, fast wie sein Double, wobei er sogar noch eine Spur faltiger und verbrauchter wirkt als das Original. Zwei andere ältere Männer sind in den Hartplastikstühlen der Cafeteria eingenickt oder bereits tot, ansonsten gibt es eigentlich nur noch Klappen-Axel und mich.

Wir sind mit Abstand die Jüngsten. Bei den gefühlten dreitausend Jahren Lebenszeit, die uns umwabern, wecken wir bei etlichen der Frauen sicherlich mütterliche Gefühle.

Oder großmütterliche.

Plötzlich fallen mir auch die verstohlenen Seitenblicke auf, mit denen uns die in die Jahre gekommenen Cowgirls mustern. Fröstelnd wird mir klar, dass wir hier das Frischfleisch sind. Leichte Beute für toughe, herz- und hüftoperierte Mädchen aus der bayerischen Prärie.

Schon nähern sich zwei Schönheiten mit wiegendem Schritt, die Cowboyhüte neckisch in den Nacken geschoben. Costa Corazon spielt mittlerweile »Delia's gone«, wobei er besonders grimmig blickt bei der Stelle mit dem Frauenmord. Leider verrutscht ihm dabei das Toupet.

»First time I shooooot her, I shot her in the siiiiide ...«

Die beiden Cowgirls haben uns mittlerweile erreicht. Die Breitere von beiden beugt sich zu mir herunter und verschafft mir so einen tiefen Einblick in ihr üppiges Dekolleté. Kurz habe ich das Gefühl, irgendwo eine knarzende Bartür zu hören.

»Na, ihr zwei Hübschen. Dürfen wir uns zu euch setzen?«

Ich schweige und lachle verkrampft, doch Dolly Parton hat sich bereits einen Stuhl gegriffen und macht es sich gemütlich. Neben Klappen-Axel nimmt ihre dünne Freundin Platz, die offenbar noch vor Kurzem einen Unfall mit einem Schminkkästchen hatte. Routiniert winkt sie dem italienischen Kellner, der erstaunlich schnell auf uns zuwieselt. Normalerweise braucht er eine gefühlte Stunde, um einen einzigen koffeinfreien Cappuccino zu bringen. Ich vermute, dass der Hund bestochen ist.

»Die beiden jungen Herren hier wollten uns eben zwei Cola ausgeben«, sagt die Dicke und zwinkert mir zu. »Aber auf Eis und *mit* Zucker und Koffein, zur Feier des Tages. Ist ja nicht jeden Abend hier was los.« Sie deutet hinüber zu Costa Corazon, der mittlerweile zur Westerngitarre gegriffen hat und sich an »A Boy named Sue« abarbeitet.

»Nicht schlecht, was? Ich hab den Typen schon mal in Bad Füssing gesehen. Oder war's Bad Gögging? Ich sag euch, am Ende steht hier alles auf den Tischen. Und das bei alkoholfreiem Bier.«

»Ich steh nicht so auf Country«, murmele ich. »Und auch nicht auf Tischen.«

Hilfesuchend blicke ich hinüber zu Axel, doch der schaut nur betreten zu Boden. Zum ersten Mal verstehe ich, wie alleinstehende Frauen sich in einer Raststation fühlen müssen, wenn sie von breit gebauten, testosterongesteuerten Lkw-Fahrern angebaggert werden. Wie entkommt man in einer solchen Situation, ohne über die Maßen unhöflich zu wirken? Darf man einfach aufstehen und Müdigkeit vortäuschen? Ist in einer Reha-Klinik ein simulierter Herzinfarkt legitim? Hinzu kommt, dass die Freundin von Dolly Parton rhythmisch mit dem Fuß zur Musik stampft. Einige Pärchen haben sich bereits in der Mitte der Cafeteria zur Stampede eingefunden. Nicht mehr lange und Costa wird zur Damenwahl rufen.

Warum krieg ich dieses blöde Grinsen nicht aus dem Gesicht? Das sieht ja fast wie eine Einladung aus! *Hilfe, Axel, was können wir tun?!*

»Was für eine Musik hört ihr denn so?«, fängt Dolly Parton den ältesten Small Talk der Welt an. »Eher so neue Sachen, hm? Ich kann Costa fragen. Der kann sicher auch ›Looking for freedom‹. Der ist ein Multitalent.« Sie will schon aufstehen, doch ich halte sie zurück.

»Äh, nein, Johnny Cash ist eigentlich ganz klasse.«

»Find ich auch. In Bad Birnbach gab's eine Country-Band, die mal auf dem Frühlingsfest gespielt hat. Nachts sind wir rüber ins Festzelt und haben bis zum Morgengrauen die Hüften geschwungen. Auch die *künstlichen*, wohlgemerkt.«

Dolly Partons Freundin kichert und klopft Axel auf die Schenkel, der daraufhin zusammenzuckt und höflich lacht. Es klingt so echt wie das Meckern einer Aufziehpuppe. Mir fällt plötzlich ein, was mir eine Freundin mal von ihrem Reha-Aufenthalt erzählt hat. Am letzten Abend ging es heimlich hinaus aus der Klinik und hinüber in die Dorfdisco, wo ein teigiger Elvis-Imitator stundenlang sein operiertes Becken schwang. Meine Freundin musste bis zum Morgengrauen durchhalten, weil sie den Geheimweg zurück über die geöffnete Klinikterrassentür nicht wusste. Wie in Klöstern, Kinderkrippen und Jugendherbergen gibt es auch in Kurkliniken eine strikte Sperrstunde. Wer später kommt, muss den Nachtpförtner rausläuten und riskiert, von den Dr. Liebsamens dieser Welt zusammengefaltet zu werden. Droht uns hier in Bad Bichelstein schon bald das gleiche Schicksal?

»Na, dann wollen mir mal«, sagt Dolly Parton plötzlich und unterbricht damit meine Grübeleien. Sie steht auf und zieht mich mit schier unvorstellbarer Kraft zu sich hoch. Ich bin so verdutzt, dass ich es willenlos mit mir geschehen lasse. »Bevor die Tanzfläche noch zu voll wird«, ergänzt sie augenzwinkernd.

Ihre dünne Freundin hat sich in der Zwischenzeit Klappen-Axel gegriffen. Doch der schafft es, von einer Sekunde auf die andere kalkweiß zu werden. Er fällt in sich zusammen und beginnt mit einem Mal zu husten.

»Was hast du?«, fragt die Dünne besorgt.

»Die Herzklappe«, stöhnt er. »Noch zu schwach ... Ich bin erst in Klappe 1 ...«

»Klappe 1?« Dolly stockt und sieht Axel jetzt sehr mitleidig an. »Ach, du Armer. Also noch kein Frühsport, keine Sauna, kein Ergometer, nichts?«

»Nichts.« Axel schüttelt traurig den Kopf. »Nur langsam gehen. Tanzen hat mir Herr Freisinger ausdrücklich verboten. Könnte tödlich sein.«

Die beiden Frauen weichen zurück wie vor einem Geist, und ich kann nicht umhin, Klappen-Axels genialen Schachzug zu bewundern. Dazu dieses aschfahle Gesicht, die nach unten gezogenen Mundwinkel. Nur wer sehr genau hinsieht, kann in seinen Augen ein triumphierendes Funkeln erkennen.

»Tja, tut mir wirklich leid«, sagt er schulterzuckend und deutet auf mich. »Aber Oliver ist Bypass 2, der schafft das locker.«

Axel, du Kameradenschwein! Wie kannst du mir so was antun! Wir sind doch Kampfgefährten. Klappen-Axel und Bypass-Olli! Noch gestern hat er mir erzählt, wie gut er den Gummiball mittlerweile mit dem Suppenbecher fängt, sogar im Gehen. Axel, die Sportskanone, ha. Und jetzt das!

Ich will zu irgendeiner schlagfertigen Antwort ansetzen, aber Dolly Parton schiebt mich schon Richtung Tanzfläche.

»Dein Freund kann einem wirklich leidtun«, murmelt sie. »Klappe 1, puh! Da hat er noch einiges vor sich.« Doch dann lächelt sie plötzlich und klopft mir auf die Schulter, sodass ich vorwärtstaumele. »Aber Bypass 2 ist klasse. Ich kannte mal einen aus Bypass 2, der hat drei Stunden mit mir durchgetanzt. Mal sehen, wie lange du so durchhältst, Burschi.«

Costa Corazon stellt das Keyboard auf Foxtrott und schlägt den ersten Akkord auf der Gitarre. Dann beginnt er zu singen. Es ist »Jackson«, was sonst? Es ist immer »Jackson«.

»We got married in a feeeever, hotter than a pepper sprooouuuut ... I'm going to Jackson.«

Die Mädels kreischen, irgendwo quietscht ein Rollstuhl, dann bin ich mittendrin im Getümmel und tappe wie ein betrunkener Truthahn hin und her.

Herr Freisinger wäre stolz auf mich.

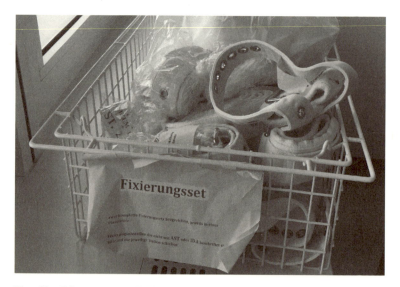

Tipp fürs Pflegepersonal: Für renitente Reha-Patienten, die dem Country-Abend entfliehen wollen, bietet sich dieses hilfreiche Fixierungsset in den Größen XL und XXL an.

# GÖTTER IN WEISS

Als ich lange Zeit nach meiner Herz-OP mal wieder zu einem Routinebesuch bei meinem Kardiologen war, fragte ich ihn, ob er einen guten Orthopäden kenne. Ich hätte, vermutlich von der Operation her, noch immer starke Verspannungen im Rückenbereich. Mein Kardiologe sah mich eine Weile mitleidig an, dann fragte er: »Kennen Sie den Witz mit dem Radiologen, dem Chirurgen und dem guten und dem schlechten Orthopäden?«

Ich schüttelte den Kopf, und er begann er erzählen.

»Treffen sich ein Radiologe, ein Chirurg, ein guter und ein schlechter Orthopäde auf einem Fußballfeld. An jeder der vier Eckfahnen steht einer der Mediziner, in der Mitte des Felds lockt ein Geldtopf mit 10 000 Euro. Auf Kommando laufen alle Ärzte gleichzeitig hin zum Topf. Wer bekommt das Geld?«

Ich zuckte mit den Schultern, und der Kardiologe lächelte.

»Na, der schlechte Orthopäde natürlich. Der Chirurg versteht die Regeln nicht, der Radiologe rennt für 10 000 Euro nicht los, und einen guten Orthopäden gibt's nicht.«

Ich habe diesen Witz seitdem mit Gynäkologen, Proktologen und, ja, auch mit Kardiologen gehört. Bloß der Chirurg, der die Spielregeln nicht kapiert, der ist immer mit dabei. Oder er spielt in anderen Witzen den ahnungslosen Trottel.[30] Chirurgen gelten in Medizinerkreisen als Metzger in Arztkitteln, tumbe Handwer-

---

[30] Zum Beispiel auch hier: Was ist der Unterschied zwischen einem Internisten, einem Chirurgen, einem Psychiater und einem Pathologen? Der Internist hat Ahnung, kann aber nichts. Der Chirurg hat keine Ahnung, kann aber alles. Der Psychiater hat keine Ahnung, kann nichts, hat aber für alles Verständnis. Der Pathologe weiß alles, kann alles, kommt aber immer zu spät.

ker, die statt eines Kranken auch einen Kühlschrank oder einen verstopften Abfluss reparieren könnten. Vermutlich spricht daraus nur der blanke Neid, denn bei uns Patienten kommen Chirurgen sehr gut an. Sie haben so was Handfestes. Wenn einer mit dem Skalpell an dir herumschnippelt, das verstehst du sofort. Aber was zum Teufel macht eigentlich ein Endokrinologe oder ein Angiologe?[31]

Ich erinnere mich noch gut an den Chirurgen, der meiner Frau damals den eitrigen Blinddarm rausschnitt. Er war blond, braungebrannt, himmelschreiend gut aussehend – und dazu auch noch fast widerwärtig freundlich. Er nahm sich über eine halbe Stunde Zeit, uns begeistert Fotos des fast zerplatzten, gelblichen Organs zu zeigen, so wie man Urlaubsfotos seiner Kinder präsentiert. Dazu tippte er immer wieder auf die unscharfen Bilder und sagte Sätze wie: »Schauen Sie mal, das Schönste ist, wie der Eiter hier direkt an der Niere vorbeischwappt.« Ich musste ihn nach einer Weile stoppen und ihm sagen, dass mein Zeitfenster leider beschränkt sei. Er schien sehr traurig, mir nicht noch mehr tolle Fotos zeigen zu dürfen. Von Autounfällen, Beinamputationen, Schussverletzungen ...

Seitdem will meine Tochter unbedingt Chirurgin werden, da ist immer was los.

Auch der Chirurg, der mich am Herzen operierte und der danach noch ein paarmal bei mir vorbeischaute, war wie ein Engel vom anderen Stern. Er schien über dem Boden zu schweben. Wenn er den Gang betrat, senkten Pfleger, Schwestern und Ärzte ehrfürchtig ihre Stimme. Von meinem Vater wusste ich, dass Seine Allerheiligste Magnifizenz Professor T. bereits über tausend Bypassoperationen ausgeführt hatte. Das gab einem dann doch ein gewisses Gefühl von Sicherheit.

Einige Tage nachdem ich nach der OP in eine kleinere Klinik überwiesen wurde, kam Professor T. auf eine letzte Visite bei mir

---

[31] Ersterer beschäftigt sich mit Hormonen. Zweiterer mit Gefäßerkrankungen. Nur falls Sie das mal irgendwo auf einer Visitenkarte sehen und auf Fremdsprachenexperte tippen.

vorbei. Stirnrunzelnd bemerkte er, dass meine Schrittmacherdrähte noch nicht gezogen waren. Allein dieses Stirnrunzeln reichte aus, den ihn umgebenden Tross von Schwestern und Ärzten sichtbar zusammenzucken zu lassen. Professor T. ließ sich Handschuhe, Zange und Schere reichen und schritt selbst zur Tat. Kurzzeitig hatte ich das Gefühl, jemand würde einen Faden durch die Mitte meines Körpers ziehen. Später erfuhr, dass genau das der Fall gewesen war. Die Schrittmacherdrähte verlaufen direkt über dem Herzmuskel.

Diese Coolness habe ich an guten Ärzten immer bewundert. Vor einiger Zeit flogen meine Eltern auf die Kanarischen Inseln. Kurz hinter Paris wurde ein Fluggast zunächst leichenblass, dann ohnmächtig. Der Verdacht lautete auf Infarkt, zumal der Mann vorher bereits eine schwerere Herzerkrankung gehabt hatte. Über den Bordlautsprecher wurde nach einem Arzt gesucht.[32] Mein Vater meldete sich und musste nun entscheiden, ob die Maschine umdrehen oder weiterfliegen sollte. Man war bereits kurz vor dem Atlantik, eine falsche Entscheidung hätte entweder den Tod des Fluggasts bedeutet oder dazu geführt, dass ein Flugzeug mit dreihundert Passagieren für einige Stunden bei brütender Hitze auf dem Pariser Flughafen festsaß – wegen falschen Alarms. Mein Vater entschied sich weiterzufliegen. Glücklicherweise ging es gut aus, es war wohl doch nur ein Kreislaufkollaps. Von der Fluglinie erhielten meine Eltern in Teneriffa zum Dank einen Fresskorb. Happy End mit Sonnenuntergang ...

Was aber, wenn der Mann gestorben wäre? Zumindest in den USA hätte meinem Vater vermutlich eine millionenschwere Schadensersatzforderung gedroht. In einer amerikanischen Umfrage gab deshalb die Hälfte der Ärzte an, sie würden in einem Flugzeug lieber unerkannt bleiben.

Eine andere Erfahrung im Flugzeug machte ein guter Freund von mir. Auch er ist Arzt, leidet aber unglücklicherweise unter Flug-

---

[32] Unter Stewardessen kursiert übrigens die These: Der Fluggast, der sich bei einer solchen Durchsage am tiefsten duckt, ist der Arzt.

angst. Als Mediziner hat man den Vorteil, sich in Sachen Beruhigungsmittel ziemlich gut auszukennen und sich selber Rezepte ausstellen zu können, für die stinknormale Patienten wie unsereins lange betteln müssen. Mein Freund nahm also ein besonders wirksames Mittel und spülte die Pille mit zwei Gläsern Rotwein und einem doppelten Bourbon herunter. Auf diese Weise schlief er hervorragend, bis er plötzlich aufgeweckt wurde durch folgende Durchsage: »Achtung, ein Notfall! Ist ein Arzt anwesend?«

Mein Freund ist kein Drückeberger, auch nicht im halbkomatösen Zustand. Er erhob sich taumelnd und untersuchte den Fluggast. Auch in diesem Fall handelte es sich nur um einen vermeintlichen Herzinfarkt. Vermutlich hatte der Mann eine Art Panikattacke. Nach einer ausgiebigen Untersuchung im Flugzeug entschied sich mein Freund dann, dem Mann das gleiche Beruhigungsmittel zu geben, das er selber intus hatte.

Der Patient war hochzufrieden und verlangte nach der Landung eine doppelte Portion.

Wie gesagt, diese Coolness von Medizinern fehlt mir. Ich wäre ein furchtbar schlechter, nervöser, sich ständig absichernder Arzt geworden, der zudem nicht mal Blut sehen kann. Keine gute Kombination. Da schreibe ich doch lieber historische Krimis, in denen das Blut nur so spritzt.

Was die Coolness angeht, erzählte mir einer meiner Brüder übrigens noch eine andere Geschichte aus der Notaufnahme, in der er vor einigen Jahren arbeitete. Dort traf eines Tages ein fröhlicher Patient ein, der mit einem Packen Papier in der Hand wedelte. Es stellte sich heraus, dass der Mann selber Arzt war, auf den bedruckten Seiten stand sein eigenes EKG. Mit einem Lächeln meldete er sich an der Rezeption, füllte die Unterlagen aus und sagte ruhig und höflich: »Guten Tag, ich bin der Herzinfarkt.«

Ich finde, so vorbildlich sollten wir alle mit unseren Ängsten und Krankheiten umgehen.

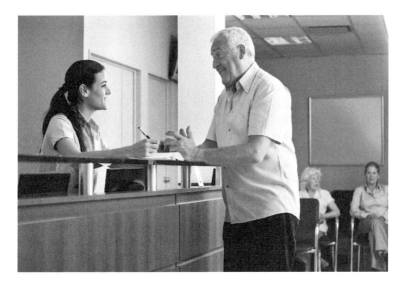

Freundliche Herzpatienten bringen bei Infarkten ihr EKG gleich selbst mit zur Rezeption. In schwerwiegenderen Fällen lassen sich Fahrtragen und Rollstühle auch gut mit der eigenen Hand schieben.

# FUSSBALL

Heute ist in Bad Bichelstein endlich mal was los. Kein Diavortrag, keine Dichterlesung, auch kein Country-Abend, bei dem mich Klappen-Axel kürzlich so schmählich im Stich gelassen hat. Heute ist Fußball! Und zwar nicht irgendein Spiel, sondern der FC Bayern gegen Borussia Dortmund, das Highlight der Saison!

Schon heute früh sah ich in der Kantine die schiefe Clipboardtafel, auf die jemand mit Edding die magischen Worte gekritzelt hatte:

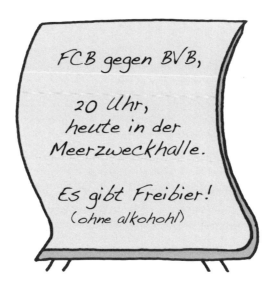

FCB gegen BVB,

20 Uhr,
heute in der
Meerzweckhalle.

Es gibt Freibier!
(ohne alkohohl)

Die orthografischen Schwächen zeigen mir, dass der Verfasser offenbar schon gestern Abend auf das frohe Ereignis angestoßen hat. Wer kann es ihm verdenken? Sportliche Fußballgroßereignisse sind *das* Bindeglied übergewichtiger, meist älterer, männlicher Herzpatienten. Ob Schriftsteller, Hausmeister oder Lagerist – hier sind wir alle eine Familie! Na gut, ehrlich gesagt, würden wir vermutlich auch Polo oder Curling gucken, wenn es auf einer Großbildleinwand übertragen würde. Hauptsache, es rührt sich was. Axel hat mir gestern gestanden, dass er vor einigen Tagen sogar ein 60er-Spiel angesehen hat, als Bayern-Fan!!! Eingefleischte Fußballexperten können vermutlich nachvollziehen, wie groß die Verzweiflung und Leere sein müssen, wenn man als Roter den Blauen beim Kicken zuguckt. Aber wenigstens rollt ein Ball.

Seit der morgendlichen Ankündigung ist eine gewisse Spannung in der Klinik zu spüren. Die FC-Bayern-Fraktion ist in Bad Bichelstein eindeutig in der Mehrheit. Schon beim Mittagessen tragen die ersten Patienten zum ausgeleierten beigen Jogginganzug ihre Bayernschals, eine gewagte Farbkombination. Dortmund-Fans treten, wenn überhaupt, nur vereinzelt auf. Sie tragen schwarz-gelbe Käppis, die sich im Notfall auch schnell wieder in die Jutetasche stecken lassen.

Schon eineinhalb Stunden vor Anpfiff beginnen die Massen direkt von der Kantine zur Mehrzweckhalle zu wandern. Bei der »Walter-Gruber-Gedächtnishalle« handelt es sich um eine umfunktionierte Turnhalle mit grauem PVC-Boden, in der die Stuhlreihen wie in einem echten Stadion nach oben gehen. Normalerweise finden hier Vorträge statt mit Titeln wie »Gesunde Ernährung – wie geht das?« oder »Bewegungstherapie für Senioren«, doch heute glaubt man den Geist von Wembley[33] zu spüren. Eine Großbildleinwand ragt dort auf, wo sonst die Hula-Hoop-Reifen aufbewahrt werden, die Fensterläden sind abgedunkelt wie bei einem Multiplexkino. Die besten Plätze vorne sind schnell besetzt. Ich selbst

---

[33] Legendäres, bereits 1923 errichtetes Londoner Fußballstadion, das mittlerweile abgerissen wurde. Die fast ebenso alte »Walter-Gruber-Gedächtnishalle« in Bad Bichelstein wartet darauf noch heute.

sitze mit Klappen-Axel und Hausmeister-Rolf rechts außen, also in der Südkurve.

Hausmeister-Rolf ist in kompletter Fankluft erschienen. Zum obligatorischen Schal trägt er ein rotes Käppi und ein Trikot von Arjen Robben – was sich im Nachhinein als schlechte Wahl herausstellen wird, doch dazu später mehr. Bei anderen Männern sieht man hautenge rote T-Shirts, unter denen der blasse Bauch hervorquillt; ein, zwei Patienten schwenken kleine Fahnen, die ihnen vermutlich ihre Söhne oder Enkel zugesteckt haben. Mein absoluter Liebling ist ein älterer Herr ganz vorne, der tatsächlich ein rot-weißes Paar FC-Bayern-Badeschlappen besitzt. Das nenne ich echte Vereinsliebe!

Die Klinikleitung hat ein paar Kästen warmes, alkoholfreies Bier zur Verfügung gestellt, das aber seltsamerweise unberührt bleibt. Dafür hört man es in den vielen Jutetaschen der Fans verdächtig klimpern. Schon bald ist die Halle bis auf den letzten Platz gefüllt, und zwar hauptsächlich mit Vertretern des männlichen Geschlechts. In nächster Nähe sitzt für die Damenfraktion nur Venen-Elli, bewaffnet mit Dosenbier und einer Vuvuzela. Allerdings kann ich in der letzten Reihe einige muskelbepackte Damen aus der Orthopädieabteilung erkennen, dem Augenschein nach weißrussische Hammerwerferinnen. Oder sind es Hammerwerfer?

Pünktlich um 20 Uhr erfolgt der Anpfiff. Sofort legt sich jene gespannte Erwartungsstimmung über die Halle, wie man sie von unzähligen Kneipenabenden her kennt. Fäuste werden geballt, ein erster Schluck echtes, kaltes Bier aus der Jutetasche, ein letztes Wischen über die blondierte Haartolle. Die Kugel rollt ...

## 1. Minute, Mario Gomez scheitert mit einem Kopfball an BVB-Torwart Weidenfeller

Leises, doch unüberhörbares Gestöhne erfüllt den Saal. Auch unter Herzpatienten hat Bayern-Stürmer Gomez offenbar einen schweren Stand. Hausmeister-Rolf erinnert an den alten Witz von dem Typen, der vor ein Erschießungskommando gestellt wird. Die gute Nachricht: Der Schütze ist Mario Gomez. Keiner ringsum lacht. Die Stimmung ist zu angespannt. Schon dreimal in Serie haben die Bayern gegen Dortmund verloren. Das darf nicht noch mal passieren, nicht hier in der Bad Bichelsteiner Walter-Gruber-Gedächtnishalle!

## 6. Minute, Neuer pariert einen Ball von Großkreutz aus nächster Nähe

Gestandene Männer schreien schrill wie Teenager in der Achterbahn, Finger krallen sich in graue Plastiklehnen. Ein älterer Herr hinter uns zieht seinen Morgenmantel aus, weil ihm offenbar zu heiß geworden ist. Zum ersten Mal beschleicht mich das Gefühl, dass es vielleicht keine so gute Idee ist, männlichen Herzpatienten ein Fußballspiel zu zeigen. Nervös sehe ich mich um, ob Ärzte anwesend sind. Wenn ja, haben sie sich gut versteckt.

## 30. Minute, Toni Kroos scheitert mit einem Fernschuss, der weit am Tor vorbeisegelt

Auch Hausmeister-Rolf wirkt nun ziemlich mitgenommen. Kalter Schweiß steht ihm auf der Stirn. Bilde ich es mir ein oder wirkt er blasser, ja fast durchsichtig? Rolf hat zwei Bypässe, für die man ihm Venen aus den Unterschenkeln entnommen hat. Eigentlich sollten solche Bypässe gute zehn Jahre halten. Doch momentan bin ich mir nicht sicher, ob sie überhaupt 90 Minuten durchstehen. Axel deutet nach hinten, wo es einige Patienten bereits nicht mehr auf ihren Sitzen hält. Sie sind aufgestanden, die Arme umschlingen die Morgenmäntel, als wehte ein kalter Nordost, der Blick ist starr geradeaus gerichtet. Die klassische Stadionhaltung, wenn man merkt, dass dem eigenen Team das Spiel entgleitet. Es wird nicht besser, als BVB-Stürmer Robert Lewandowski nur kurz darauf an den Pfosten köpft. Von weiter vorne sind nun die ersten Flüche zu hören, dem unverständlichen Idiom nach sind es die Oberpfälzer. Aber Genaueres kann ich nicht erkennen, weil nun immer mehr Patienten aufstehen. Wenn die Bayern so weiterspielen, werden wohl bald die ersten Flaschen alkoholfreies Bier fliegen.[34]

Die Halbzeitpause trägt nur wenig dazu bei, die Gemüter zu beruhigen. Überall in der Halle bilden sich grummelnde Trainergrüppchen, die Jupp Heynckes' dilettantische Aufstellung kritisieren. Die meisten der Patienten haben etwa das gleiche Alter wie der Bayern-Trainer. Andere haben vermutlich schon an Helmut Schöns und Sepp Herbergers Taktik gemäkelt.

In der zweiten Halbzeit bestimmen die Bayern mehr und mehr das Spiel. Eine gewisse Ruhe kehrt im Bad Bichelsteiner Stadion ein, was sicherlich auch mit der Kombination von Betablockern und Bier zu tun hat. Das ändert sich schlagartig, als Lewandowski in der 77. Minute das 1:0 für den BVB gelingt. Ein paar wenige Dortmund-Fans, ganz hinten links (vermutlich Anhänger des TSV 1860), reißen die Arme in die Höhe und jubeln. Ansonsten herrscht tiefe Verzweiflung. Noch eine Viertelstunde und die Bayern liegen hinten! Um mich herum ein Heer von zornroten Gesichtern, der Gesamtblutdruck in der Halle liegt bei geschätzten 24.000 zu 19.000.

»Lauf! Lauf, du Drecksau!«, brüllt Hausmeister-Rolf jetzt seinem Liebling Arjen Robben zu, was durchaus liebevoll gemeint ist. Robben tut ihm den Gefallen, rennt in den Strafraum – und wird gefoult! Klar, er fällt zu Boden wie eine angeschickerte Ballerina. Aber, ha, das ist egal, weil er für *unser* Team fällt! Es folgt der Strafstoß, den Robben selber tritt. Und das Schicksal nimmt seinen Lauf ...

Robben verschießt in der 86. Minute.

Nun beginne ich mir ernsthaft Sorgen um einige der Patienten um mich herum zu machen. Sie schleudern Flüche und Schimpfwörter gegen die Leinwand, die Frau Dr. Liebsamen niemals hören sollte. Ihre Stimmen sind heiser, Augen treten wie Murmeln hervor. Ein paar Männer verlassen türschlagend die Halle, weil sie es offenbar

---

[34] Nicht die Flaschen mit echtem Bier. So weit geht der Zorn dann doch nicht.

nicht mehr aushalten.[35] Auch Hausmeister-Rolf ist außer sich. Sanft wird er von Klappen-Axel zurück in den Sitz gedrückt.

»Das Spiel ist ja noch nicht aus«, beruhigt ihn Axel. »Da kann noch allerhand passieren.«

Es passiert tatsächlich noch was. In der 91. Minute unterläuft dem Dortmunder Subotić fast noch ein Eigentor. Danach vergibt Robben eine hundertprozentige Torchance.

Dann ist das Spiel aus.

Ohne Rücksicht auf seine Umgebung zieht Hausmeister-Rolf sein Robben-Trikot aus und wirft es in den Mülleimer zu dem halben Dutzend Augustiner-Flaschen. Schweigend und vor Kälte zitternd geht er auf den Ausgang zu. Seine zwei Bypässe haben gehalten.

Das nächste Bayern-Spiel ist übrigens schon in drei Wochen. Da geht es um den Sieg im DFB-Pokalfinale.[36]

Am darauffolgenden Tag frage ich Frau Dr. Liebsamen, ob es tatsächlich ratsam ist, Herzpatienten Fußballspiele zu zeigen. Sie sieht mich traurig an und seufzt.

»Glauben Sie mir, wenn wir es *nicht* machen, ist es noch viel gefährlicher.«

Auch ein Standpunkt.

---

[35] Oder sie holen nur schnell ein paar neue Betablocker.
[36] Das Spiel ging 5:2 für Dortmund aus. Ich war zu diesem Zeitpunkt glücklicherweise nicht mehr in der Reha und befand mich auch mental in besserer Verfassung.

# DAS WEICHEI

Es ist an der Zeit, ein paar Worte über diejenigen zu verlieren, ohne die man so einen mehrwöchigen Krankenhaus- und Reha-Aufenthalt nur schwer ertragen könnte: die Familie.

Familienmitglieder dienen nach Operationen nicht nur als Trostspender und Mutmacher, sie sind gleichzeitig Klinikclowns, Fernsehersatz, Putzpersonal, Masseure, Eilboten und Versorgungskräfte in den Fachbereichen Schokolade, Blumen und Kinderkritzeleien. Sie sind es auch, denen man Dinge anvertraut, die für Freunde und Bekannte vielleicht doch ein wenig zu intim sind. So gerne ich meine Fußball- und Bierkumpels auch um mich habe – ich glaube kaum, dass sie *wirklich* an meinem Stuhlgang, der richtigen Tablettendosis und den tiefschürfenden Gedanken einer schmerzhaften, schlaflosen Nacht interessiert wären. Aber, hey, das ist okay! Dafür kann ich mit meiner Frau auch nicht über Pep Guardiolas Einwechslungspraktiken reden, höchstens über seinen Anzug.

Es gibt von den Krankenkassen eine Weisung, dass Reha-Kliniken eine gewisse Entfernung vom Wohnort entfernt sein müssen. Die Begründung ist, dass der Patient nur so, losgelöst vom Alltag und der ihn ständig nervenden Familie, wirklich zur Ruhe komme. Ganz ehrlich, ich glaube, es ist eher andersrum. Auf diese Weise kommt die Familie zur Ruhe, losgelöst vom ständig nervenden, jammernden, weinerlichen Patienten.

Wenn ich meine Tagebucheinträge von damals durchblättere, blickt mich ein ich-bezogenes, nölendes Wesen an, für das ich mich an manchen Stellen in Grund und Boden schäme. Aber vermutlich ist das normal. Bei Schmerz und Todesangst sind wir uns immer selbst am nächsten. Wenn man nachts um drei an die Decke des Krankenzimmers starrt, der Brustkorb piekst und sticht und das einzige Licht der rote Notrufknopf für die Nachtschwester ist, kommt man sich eben sehr einsam vor. Umso schlimmer, wenn woanders das Leben tobt.

Einmal rief ich abends meine Frau auf dem Handy an, und ich hörte im Hintergrund Lachen und vergnügte Stimmen. Sie war bei Freunden zu einer Weinprobe eingeladen. Ich war zutiefst deprimiert. Wie konnte *sie* sich amüsieren und lecker Cabernet Sauvignon süppeln, während ich über meine Nachtdosis an Schmerzmitteln grübelte? Das war nicht fair! Am liebsten wäre es mir vermutlich gewesen, sie wäre ebenso deprimiert wie ich, auch wenn das an meinem Zustand rein gar nichts geändert hätte.

Diese Weinerlichkeit nahm zum Teil groteske Züge an. Einmal brachte mir meine achtjährige Tochter Lily Pralinen mit, die sie jedoch zum größten Teil vor lauter Langeweile selbst verspeiste. Ich blickte sie traurig an und war sehr, sehr *enttäuscht*. Kinder wissen: Wenn der Vater sehr, sehr enttäuscht ist, haben sie meist etwas ganz Schlimmes gemacht. Dabei hatte Lily ihren Papa eigentlich nur daran gehindert, noch fetter zu werden.

Mein Verhalten führte dazu, dass mich meine Tochter eine Weile nicht mehr im Krankenhaus besuchen wollte. Sie meinte, sie wolle mich nicht krank sehen. Auch mein Sohn beließ es bei ein paar Pflichtanrufen. Er war zu diesem Zeitpunkt zwölf und hatte große Angst um mich. Im Grunde konnte ich froh sein, dass er ein wenig Abstand hielt. Doch ich lag im Bett und kam mir vor wie ein verschmähter Liebhaber. Was hatte ich nur verbrochen, dass mich meine Umwelt derart strafte?

Dass mich die Schmerzen, die Angst, die Tabletten zeitweise verändert hatten und ich auf diese Weise zu einer Belastung für meine Familie wurde, nahm ich nicht wahr. Aber wahrscheinlich geht das allen so, die zu viel Zeit mit sich selbst verbringen – zumal in einem Krankenhaus, wo man Tag für Tag mit der eigenen Vergänglichkeit und Hässlichkeit konfrontiert wird. Menschen bluten, schreien, sterben, manchmal direkt im Nebenzimmer. Ich sah, wie Angehörige sich verabschiedeten, mitunter auch von Sterbenden, die ich entfernt kannte.

Ein andermal wachte ich mitten in der Nacht durch einen infernalischen Lärm auf. Ich stand auf, humpelte mit meinem Infusionsständer in den Gang – und blickte auf einen Haufen umgefallener Stühle, zwischen denen ein alter Mann lag. In geistiger Verwirrung hatte er offenbar sein Zimmer verlassen und war beinahe blind durchs Krankenhaus geirrt, bis ihn der Stuhlberg am Ende einer Sackgasse abrupt gestoppt hatte.

Der stöhnende alte Mann zwischen all den staksigen Stuhlbeinen, beschienen vom düsteren Notlicht, blieb mir noch lange im Gedächtnis.

Kurz vor meiner Überweisung nach Bad Bichelstein besuchte mich meine Frau, um mich zu waschen und mir die Haare zu schneiden und mich zu rasieren. Ich selbst war dazu, etwa zwei Wochen nach der Operation, noch nicht in der Lage. Es ist vermutlich für jeden Mann ein erniedrigendes Gefühl, wenn er nicht mal mehr die Kraft hat, seinen eigenen Bart zu stutzen. Hinzu kam, dass beim Rasieren permanent das Handy meiner Frau klingelte. Sie hat einen anstrengenden Zehnstundenjob beim Bayerischen Rundfunk, täglich bis zu hundert E-Mails, Telefonate, Konferenzen von früh bis spät, das ganze Programm. Trotzdem kam sie jeden Tag bei mir vorbei, und sei es nur für einen kurzen Plausch und ein wenig Händchenhalten. Dass sie in dieser Zeit nicht immer ihr Handy abstellen konnte, ist mir im Nachhinein klar. Damals empfand ich das ständige Gebimmel jedoch als Scheidungsgrund. Ich hockte auf meinem Plastikschemel in der Dusche, blass, klapprig und mit halb rasiertem Bart, während sie mit Hinz und Kunz in der Weltgeschichte herumtelefonierte. Wussten diese Herrschaften überhaupt, was ich hier DURCHMACHTE??? Bei einer dieser Gelegenheiten entriss ich meiner Frau das Handy, schnaubte etwas in die Muschel und legte auf.

Es war ihr Chef.

Als die Krankenschwester kurz darauf ins Zimmer kam, zeigte das Pulsmessgerät noch immer bedrohlich hohe Werte – sowohl bei mir wie auch bei meiner Frau. Sie beschloss daraufhin, einen Tag lang Krankenhauspause zu machen.

Wenigstens hat sie mir den Bart noch fertig abrasiert.

# ENTSPANNUNGSTECHNIKEN

Es ist ja nicht so, dass es in Bad Bichelstein nur langweilige Anwendungen gibt. Nein, es gibt auch welche, die sind durchaus angenehm – wenn ich auch ihren Sinn noch nicht ganz verstanden habe. Dazu gehört zum Beispiel der Nachmittagsschlaf, der hier Autogenes Training heißt.

Beim Autogenen Training geht es darum, sich mittels Autosuggestion zu entspannen. Eigentlich eine tolle Sache, schließlich fühle ich mich seit der Herz-OP ziemlich verspannt, hinzu kommen Ängste und Einschlafschwierigkeiten. Ein paar Anleitungen zum Entspannen könnten also wirklich nicht schaden. Aber irgendwie gelingt mir das hier in der Reha nicht so richtig.

Beim Thema Entspannung stellte ich mir früher immer irgendeinen bärtigen Guru mit einem zufriedenen, leicht debilen Lächeln vor, dazu ein süßer Duft von Räucherstäbchen und vielleicht das Gesäusel einer Schalmei oder was halt sonst gerade in Hinterindien angesagt ist. Das Inhalieren von Halluzinationen auslösenden Kräutern, dachte ich, wäre auch nicht schlecht.

In Bad Bichelstein inhaliere ich allerhöchstens Rolfs Fußschweiß, wobei auch das fast schon Halluzinationen auslöst. Und unser Guru heißt nicht Rimpotsche oder Mahatma, sondern einfach Herr Freisinger, der Osho aus dem Erzgebirge.

An zwei Nachmittagen der Woche liegen wir strumpfsockig auf dem Plastikboden der Turnhalle, jeder auf seiner eigenen Gummimatte, und lauschen irgendwelchen Panflötenklängen von einer Kassette, die allerdings leicht leiert. Dazu entführt uns Herr Freisinger in breitestem Sächsisch auf eine Reise in unser tiefstes Inneres.

»Wir atmen gooooonz tief ein und dann wieder gooooonz tief aus«, erklärt er mit ruhiger monotoner Stimme, die mich an Erich

Honecker auf dem Sterbebett erinnert. »Eiiiin und wieder auuuus. Die Augen sind dabei geschlossen. *Herr Pizzaloni!* Ich sagte, die Augen sind geschlossen!«

Ich blinzle und sehe, wie Roth-Händle-Luigi an seinen Zehen spielt. Sein rechter Socken hat ein münzgroßes Loch, durch das der Zehennagel durchschimmert.

»Musse kratzen meine Fuß«, bringt Luigi entschuldigend hervor. »Fuß isse eingeschlafen.«

»Wenn Sie sich schon kratzen müssen, dann tun Sie das bitte mit geschlossenen Augen«, sagt Herr Freisinger. »Sonst wird das nichts mit der Entspannung, verstanden? Also noch mal von vorne. Gooooonz tief einatmen und goooonz wieder ausatmen. Eiiiin und wieder auuuus. Sie haben die Augen geschlossen und sehen vor sich nun eine grüne Wiese, auf der ...«

»Was für eine Wiese denn?«, fragt Hausmeister-Rolf, der das Thema Autosuggestion noch nicht ganz durchdrungen hat. »Die Wiese draußen im Kurpark? Oder die Wiese am Eingang, gleich neben dem Parkplatz?«

»Herr Lukowski, es ist ganz egal, welche Wiese Sie sich vorstellen. Hauptsache, es ist eine schöne, idyllische Wiese, die Sie beruhigt.«

»Dann nehme ich die Wiese, wo immer unser Camper steht, zu Hause in der Fränkischen Schweiz. Wobei die mal wieder gemäht werden müsste. Macht ja keiner, wenn ich nicht da bin.«

»Das ist sicher eine sehr gute Wiese, Herr Lukowski. Nehmen Sie die. Wenn ich jetzt bitte fortfahren dürfte?«

Irgendwie klingt Herr Freisinger plötzlich gar nicht mehr entspannt. Vielleicht sollte er selber mal Autogenes Training machen. Er atmet einmal tief durch, dann fährt er beschwörend fort: »Auf Ihrer Wiese gibt es viele Blumen. Gelbe, rote, blaue, weiße, violette. Sie gehen auf eine dieser Blumen zu und riechen daran. Sie riecht wie ein Gericht aus Ihrer Kindheit. Pflücken Sie diese Blume jetzt.«

Mit noch immer geschlossenen Augen runzele ich die Stirn. Wenn Herr Freisinger das ernst meint, muss es sich bei dem Gericht um drei Tage alte Spaghetti bolognese mit sehr viel angeschwitztem Parmesan handeln. Ungefähr so riecht nämlich auch Rolfs Fußschweiß, der sich mit den Plastikausdünstungen der Bodenmatten und dem Geruch vieler alter Männer zu einem ganz besonderen Odeur mischt. Trotzdem gelingt es mir, die Blume vor meinem inneren Auge zu visualisieren. Ich greife danach, ich will sie soeben pflücken ...

Als die Panflötenklänge mit einem Mal von einem Geräusch unterbrochen werden, das klingt, als würde jemand ein leckes Gummiboot aufblasen.

Ich öffne blinzelnd die Augen, blicke nach links und sehe, wie sich Helmuts 24-Stunden-Blutdruckmessgerät schnaubend mit Luft füllt. Wir alle tragen gelegentlich solche Messgeräte. Die Ärzte brauchen sie, um sich ein umfassendes Bild von unserem Gesundheitszustand machen zu können. Sie blasen sich regelmäßig an den unmöglichsten Orten auf. Auf dem Klo, während des Mittagessens, bei Informationsveranstaltungen – und eben auch beim Autogenen Training.[37]

Ich versuche, auf meiner Wiese eine Kuh zu visualisieren, die sich aufbläst und davonfliegt. Es gelingt mir aber nicht.

Endlich hat sich Helmuts Messgerät vollständig aufgepumpt und schweigt. Herr Freisinger macht mit leicht zittriger Stimme weiter in seinem Text.

»Sie pflücken also die, äh ... Blume und riechen daran. Der Duft führt Sie zurück in Ihre Kindheit. Sie sehen sich selbst als kleinen Jungen über die Wiese laufen.«

»Wie klein?«, fragt Rolf.

»Das ist *egal*, Herr Lukowski! Sie ... Sie laufen also über die Wiese auf ein Haus zu, das dort am Rand steht. Es ist ein gemütliches Blockhaus, ganz aus Holz, oben ragt ein Schornstein hervor und dort quillt Rauch raus. Sehen Sie es, ja?«

Ja, unglaublich! Ich sehe das Haus jetzt ganz deutlich vor mir! Es scheint sich um eine kanadische Holzfällerhütte irgendwo an der Hudson Bay zu handeln, denn hinter dem Haus wird laut gesägt. Sehr

---

[37] Ganz besonders nervig sind die Dinger des Nachts, wenn das Gebläse in die schönsten Träume dringt. Opfer von Blutdruck-Langzeit-Messgeräten erkennt man daran, dass sie am Morgen immer besonders verknittert aussehen.

laut sogar. Jemand sägt offenbar den ganzen kanadischen Wald um, oder ist das etwa ...?

Wieder öffne ich die Augen und sehe rechts von mir einen der Oberpfälzer, dessen massiger Brustkorb sich schnarchend auf- und absenkt. Es scheint, als könnte ihn selbst ein Erdbeben jetzt nicht mehr aufwecken. Der Mann ist selbst ein Erdbeben. Ganz eindeutig hat er das Nirwana der Autosuggestion gefunden, das uns noch verwehrt bleibt.

»Iche kanne mich nich konzentrire«, klagt Luigi. »So viele Lärm hier!«

Herr Freisinger seufzt und dreht den Kassettenrekorder lauter. Panflötenklänge schmettern durch die Turnhalle, wenigstens passt das Schnarchen jetzt rhythmisch zur Musik.

»Sie betreten nun die Hütte!«, ruft Herr Freisinger gegen Flöten und Schnarchen an. »Dort steht der gemütlichste Schaukelstuhl, den man sich vorstellen kann. Sie setzen sich in diesen Stuhl, schließen die Augen und ...«

»Aber ich habe meine Augen doch schon geschlossen.«

»*Herr Lukowski!* Noch ein Wort und Sie fliegen raus!«

Rolf schweigt beleidigt. Ich höre, wie Herr Freisinger gooooonz tief durchatmet. Er stellt die leiernden Panflöten noch ein wenig lauter. Dann lausche ich seinen Schritten, die sich langsam dem Ausgang nähern.

*Dem Ausgang?!*

Offenbar hat Herr Freisinger vor, uns hier ganz alleine Schaukelstühle visualisieren zu lassen.

»Tja, wie ich schon sagte«, haucht unser flüchtender Guru. »Äh ... Sie schließen die Augen, schaukeln sanft hin und her und lauschen dabei Ihrem Atem. Ihrem Atem und den Klängen der Musik, die laaaangsam an- und wieder abschwillt.«

*... und dem Geschnarche der Oberpfälzer*, ergänze ich in Gedanken. Denn mittlerweile grunzen gleich drei von ihnen um die Wette. Doch dann höre ich, wie sich leise die Tür schließt. Herr Freisinger hat uns tatsächlich verlassen. Vermutlich sucht er irgendwo seine Betablocker – oder etwas anderes, das ihn mehr entspannt als leiernde Panflöten.

Die Flöten flöten, der Schnarcher schnarcht, Luigi summt irgendeinen italienischen Schlager ... Und plötzlich falle ich in ein tiefes Loch und, tatsächlich, ich *entspanne!* So gut, wie schon lange nicht mehr. Ganz ohne sächsisches Gesäusel von wegen Wiese, Blockhaus und Schaukelstuhl. Was das Autogene Training nicht geschafft hat, schaffen jetzt das dämmrige Nachmittagslicht, die Sauerstoffarmut und die monotonen Geräusche um mich herum.

Als Herr Freisinger nach einer halben Stunde sichtlich gelöst und mit leichter Likörfahne wiederkommt, befinden sich die meisten von uns im Tiefschlaf, aus dem sie sich nur äußerst ungern wieder wecken lassen.

»Na also, geht doch«, brummt Herr Freisinger zufrieden.

Frau Dr. Liebsamen schlägt mir jetzt Progressive Muskelrelaxation nach Jacobson vor. Davon wird man nicht so müde, sagt sie, und man entspannt sogar noch besser. Ich finde, Herr Freisinger sollte das auch mal probieren. Er sieht in letzter Zeit ein bisschen abgehetzt aus.

Und Alkohol ist ja auf Dauer auch keine Lösung.

# VERORDNETER SPAZIERGANG

Herr Freisinger hat sich ein paar Tage freigenommen. Es heißt, er sei in letzter Zeit dabei beobachtet worden, wie er allein durch die Flure von Bad Bichelstein tigerte und dabei immerzu »Sodala« murmelte. Andere sagen, er wäre auf längerer Kur auf den Kapverdischen Inseln, irgendwo im Atlantik. Aber vermutlich sind das alles nur Gerüchte. Wer länger in einer Reha arbeitet, dem gehen eben schon mal die Nerven durch und der braucht eine Pause – vor allem wenn er es mit Hausmeister-Rolf, Roth-Händle-Luigi und einem Haufen Oberpfälzern zu tun hat.

Als Ersatz hat uns die Klinikleitung jetzt Frau Malakowicz geschickt. Ein drahtiges Mann-Frau-Wesen um die fünfzig, gekleidet in einen braunen Trainingsanzug, der ungefähr so alt zu sein scheint wie sie selbst. Frau Malakowicz sieht aus, als würde sie die Rallye Paris-Dakar auch zu Fuß machen, und zwar ohne Schuhe. Ihre zusammengepressten Lippen vermitteln den Eindruck, als beiße sie permanent auf maschinenölgetränkten Sand. Vermutlich hat Frau Dr. Liebsamen sie uns auf den Hals gehetzt, um in unserer Gurkentruppe mal ordentlich aufzuräumen.

Frau Malakowiczs Aufgabe ist es, uns durch den Bad Bichelsteiner Kurpark zu scheuchen. Dieser Programmpunkt heißt auf unserem Tagesplan »Bewegung im Freien« und findet dreimal die Woche statt.

Ich möchte an dieser Stelle erwähnen, dass ich mich grundsätzlich gerne im Freien bewege. Wirklich, ganz ehrlich! Ich liebe Spazierengehen, da komme ich auf neue Gedanken. Viele meiner Ideen zu meinen Büchern sind auf langen Spaziergängen entstanden.[38] Der Trick

---

[38] Die anderen auf dem Klo, in der Sauna oder in der Badewanne. Nur damit ein letztes Mal die Frage beantwortet ist, wo Autoren eigentlich ihre Ideen herbekommen.

dabei ist allerdings, dass ich es *alleine* tue. Wenn ich schon mit anderen Menschen durch Wald, Wiese und Heide trollen muss, dann handelt es sich dabei ausschließlich um Freunde oder Familienmitglieder – nicht um eine Gruppe zufällig zusammengewürfelter, maulfauler Reha-Patienten.

Mein Trost ist, dass es den anderen augenscheinlich genauso geht. Offenbar braucht der Mensch seit Urzeiten beim Gehen ein Ziel[39] oder wenigstens eine Hundeleine in der Hand. Und so schlurfen wir mit gesenktem Haupt Frau Malakowicz hinterher, die uns für die Flora des Bichelsteiner Kurparks gewinnen will. Leider ist sie nicht zur Reiseleiterin geboren. Zollbeamtin oder Gefängnisaufseherin würde besser zu ihr passen.

»Schauen Sie, hier blühen bereits die ersten Tulpen und Narzissen«, sagt sie in einem Ton, als wäre sie gerade auf eine Schnecke getreten. »Und dahinten, der Kirschbaum, da sieht man die Knospen, das kann auch nicht mehr lange dauern. Tjaaa ...«

Offenbar fällt ihr nichts mehr ein und so trotten wir schweigend weiter. Roth-Händle-Luigi schiebt Venen-Elli in ihrem Rollstuhl über den Asphalt, die Räder quietschen und ächzen. Beide, sowohl Luigi als auch Elli, sehen aus, als würden sie sich jetzt gerne eine Kippe anzünden. Aber dann würden sie vermutlich von Frau Malakowicz standrechtlich erschossen. Von fern ist das Klackern der Kugeln auf der Bocciabahn zu hören. Dort tobt das Leben, bei uns herrscht dumpfe Langeweile.

»Könnten wir vielleicht auch ein wenig Boccia ...«, schlägt Axel vor.

»Vergessen Sie es«, schnarrt Frau Malakowicz. »Wir gehen spazieren. Eine halbe Stunde noch! Was Sie danach in Ihrer Freizeit tun, ist mir egal.«

»Aber auf dem Stundenplan steht doch nicht Spazieren, da steht Bewegung im Freien«, werfe ich zaghaft ein. »Da könnte man doch auch ...«

---

[39] Früher die Mammutfalle, später das Wirtshaus

»Schluss jetzt! Achten Sie lieber auf die Schneeglöckchen am Wegesrand.«

Tatsächlich sprießen rechts und links des Weges etliche Schneeglöckchen, die ebenso wie wir die Köpfe hängen lassen. Was uns allerdings mehr beeindruckt, ist die gewaltige Grabstätte Graf Rudolfs von Zechrübel, des berühmten Gründers des Bichelsteiner Sanatoriums. Sie liegt hinter einem hüfthohen Zaun, in einem Meer von Tulpen. Eine schwarze Stele ragt aus dem Beet hervor, darauf der Kopf des edlen Spenders mit vorgerecktem Kinn. Eine Inschrift am Sockel erinnert uns daran, dass Graf Rudolf von Zechrübel nach dem Tod seiner geliebten herzkranken und schwermütigen Frau Wilhelmine von Zechrübel hier eine Klinik für das Allgemeinwohl bauen ließ. Ob Wilhelmine zweimal wöchentlich mit beleibten Oberpfälzer Edeldamen durch den Park flanieren musste, wage ich zu bezweifeln. Wobei, vielleicht ist sie ja dadurch erst schwermütig geworden.

Jedes Mal, wenn ich an dem Grabmal vorbeikomme, fühle ich mich plötzlich sehr, sehr sterblich und vergänglich. Irgendwann in nicht allzu ferner Zukunft bin auch ich Erde, und aus mir wächst so ein Beet von Tulpen. Ja, uns allen wird es derart ergehen. Ich vermute, nur auf Luigi wächst nichts. Höchstens nikotingelbes Moos oder ein Wald von Tabakpflanzen.

»Wir gehen jetzt noch den Graf-Zechrübel-Gedächtnisbogen und dann hinüber zum Bichelsteiner Teehaus«, brummt Frau Malakowicz. »Wenn wir Glück haben, sind dort noch die Landschaftsaquarelle ehemaliger Rheumapatientinnen zu sehen. Ich weiß nicht, ob Sie diese Ausstellung schon besucht haben. Überaus anrührend.« Frau Malakowicz schafft es, das Wort »anrührend« so auszusprechen, als würde sie die binomische Formel herunterleiern.

Klappen-Axel stöhnt leise. »Bitte keine Landschaftsmalereien mehr«, murmelt er hinter vorgehaltener Hand. »Wir hatten letzte Woche schon die Bleistiftskizzen der Psychosomatiker. Wenn ich noch ein gekleckseltes Aquarell oder eine gut gemeinte Tuschezeichnung sehe, übergeb ich mich auf der Leinwand.«

»Auch irgendwie Kunst«, wende ich ein.

»Herr Ringel, Herr Pötzsch, das habe ich *gehört*!« Frau Malakowicz wendet sich an den Rest der Truppe. »Wir stimmen einfach ab. Nun, wer von Ihnen hat Lust auf Landschaftsaquarelle?«

Seltsamerweise hebt keiner die Hand.

»Wir wolle nich mehr spaziere«, wagt jetzt auch Roth-Händle-Luigi die Palastrevolution. »Spaziere isse ööööööde!«

»Wir wollen Spaß und Unterhaltung!«, schließt sich Hausmeister-Rolf an. »Schließlich sind wir Kassenpatienten. Da muss sich der Staat mit unseren fetten Sozialabgaben schon mal was einfallen lassen!«

»Also gut«, knurrt Frau Malakowicz, und ihre Stimme klingt plötzlich sehr bedrohlich. »Bitte schön. Wenn Ihnen Spazierengehen und Aquarelle zu langweilig sind, dann habe ich etwas für Sie. Ein lustiges Spiel. Folgen Sie mir bitte.«

Schneller als nötig schreitet sie voran, sodass wir Mühe haben hinterherzukommen. Venen-Ellis Rollstuhl quietscht gefährlich in den Kurven. Gelegentlich passieren wir Wegweiser, die uns durch das Labyrinth des Kurparks führen. Die Zeitangaben darauf richten sich an Schnecken, achtzigjährige Herzpatienten mit Krücken und Menschen, die sehr, sehr langsam rückwärtsgehen.

Nach etwa zwanzig Minuten nähern wir uns schließlich einer rechteckigen, etwa schwimmbadgroßen Lichtung, auf der das Gras platt getreten ist. In regelmäßigen Abständen sind Verkehrsschilder aufgebaut, die offenbar über die jeweilige Distanz informieren sollen.

Zwanzig Meter, dreißig Meter, vierzig Meter …

Am anderen Ende der Lichtung sind es 110 Meter. Verwundert blicken wir Frau Malakowicz an. Was für ein Spiel ist das hier? Die Reise nach Bad Bichelstein? Sprinttraining für Herzkranke?

»Das hier ist unser Gehfeld«, informiert uns Frau Malakowicz. »Die Regeln lauten folgendermaßen: Sie suchen sich die Distanz aus, die Sie gehen möchten. Also fünfzig, siebzig oder achtzig Meter …«

»Oder zwanzig«, wirft Hausmeister-Rolf ein.

»Oder zwanzig, Herr Lukowski, ja. Wobei Ihnen da eventuell schwindlig wird. Sie gehen nämlich immer im Kreis.«

»Augenblick mal.« Axel meldet sich. »Wir sollen hier auf diesem kleinen Feld immer im *Kreis* gehen?«

»Natürlich nicht einfach so. Immer wenn Sie wieder am Startpunkt sind, messen Sie Ihren Puls. Versuchen Sie, dass er konstant zwischen 90 und 100 liegt. Das ist ein ausgezeichnetes Herz-Kreislauf-Training. Sie werden sehen, es ist recht unterhaltsam.« Frau Malakowicz lächelt böse. »Und Spazieren war Ihnen ja zu öde.«

Eine Zeit lang herrscht Ratlosigkeit. Dann stellen wir uns alle am Startpunkt auf. Auf ein Zeichen hin gehen wir los. Hausmeister-Rolf hat sich tatsächlich für die Zwanzig-Meter-Marke entschieden. Nach neun Sekunden ist er wieder am Ausgangspunkt.

»Und jetzt?«, fragt er.

»Jetzt gehen Sie die Strecke noch mal. Und dann immer wieder. Das ist heute unsere Bewegungstherapie.«

In den folgenden Minuten sieht man etwa ein Dutzend Männer immer wieder im Kreis gehen. Manchmal stoßen wir versehentlich aneinander oder wir begrüßen uns im Vorbeischreiten mit einem abwesenden Kopfnicken. Dazwischen schiebt sich Venen-Elli mit ihrem Rollstuhl durchs Gras. Von fern betrachtet, sehen wir vermutlich aus, als hätten wir alle Fliegenpilze gegessen und komplett die Orientierung im Kurpark verloren.

»Wie hoch, sagten Sie, soll der Puls sein?«, fragt Axel nach einer Weile.

»Zwischen 90 und 100.«

Axel hält den Finger an die Handbeuge. »Unmöglich. Wenn ich hier im Kreis gehe, schaffe ich höchstens 70.«

Frau Malakowicz bleckt die Zähne. »Dann gehen Sie eben schneller, Herr Ringel. Nur nicht laufen.«

Wir versuchen schneller zu gehen, ein wildes Staksen, bei dem wir weit mit den Armen ausholen. Rudernde Vogelscheuchen in Jogginganzügen.

»Mir ist schlecht«, jammert Hausmeister-Rolf nach einer Weile.

»Tja, Herr Lukowski, Sie hätten sich eben nicht für den kleinstmöglichen Kreis entscheiden sollen.«

Klappen-Axel ist mittlerweile dazu übergegangen, Venen-Elli im Rollstuhl vor sich herzuschieben. Ein billiger, aber durchaus wirksamer Trick. Auf diese Weise schafft er tatsächlich seine Pulszahl. Alle anderen stolpern wir weiter über die Wiese, wie ferngesteuert. Ich habe nicht gedacht, dass es tatsächlich etwas Langweiligeres als Aquarelle von Rheumapatientinnen geben kann. Jetzt weiß ich: Es ist möglich.

Nach einer weiteren Viertelstunde hebt Luigi die Hand.

»Iche, äh ... möchte gerne zurück zu die Teehaus«, sagt er. »So schöne Bilder da.«

Frau Malakowicz nickt zufrieden. »Wusste ich doch, dass Sie sich für Kunst interessieren.« Sie geht voran, während wir ihr mit hängenden Köpfen folgen. »Und auf dem Weg sehen wir bestimmt noch ein paar nette Maiglöckchen. Also Augen auf, die Herrschaften!«

Verdammt, Frau Malacowicz ist wirklich tough wie ein ganzes Bataillon der Navy Seals. Wir können froh sein, wenn Herr Freisinger wieder aus der Kur zurückkommt.

Es heißt, er befinde sich auf dem Weg der Besserung.

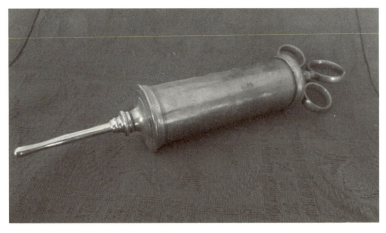

Der Heilige Einlauf des Sankt Erasmus, Schutzpatron bei Koliken und Darmverschluss – ein Geschenk des Bad Bichelsteiner Mäzens Rudolf von Zechrübel.

# KLINIKSPRACHE, SCHWERE SPRACHE

Eines möchte ich mal klarstellen: Bei allem Gemecker – ich finde das deutsche Krankenhaussystem besser als seinen Ruf. Das liegt vermutlich daran, dass meine halbe Verwandtschaft als Ärzte und Ärztinnen in Krankenhäusern arbeitet oder arbeitete. Das verschafft einem gelegentlich eine andere Perspektive. Viele Länder würden sich freuen, wenn sie so ein flächendeckendes, mit Spezialisten ausgestattetes Gesundheitswesen hätten wie wir. Und wenn es trotzdem hapert, liegt es an der Politik, an der Bürokratie und an schlechter Planung und sicher nicht an den Ärzten vor Ort, die sich Tag für Tag mit einem Wust an Formularen herumschlagen müssen.

Trotzdem kann ich ja mal ein paar Vorschläge machen, was man alles verbessern könnte. Da ich Schriftsteller bin, liegt mir da natürlich besonders die Sprache am Herzen. Also, liebe Chef-, Ober- und Assistenzärzte, hochverehrte Krankenschwestern und Pfleger, die ihr so eifrig um uns Patienten bemüht seid, hört jetzt gut zu …

Gleich in der ersten Zeit nach meiner Einlieferung wurde mir klar, dass ein Krankenhaus eigentlich das Paradies auf Erden ist, weil man nämlich alles *darf* und offenbar nichts *muss*.

Die Dame an der Pforte begrüßte mich mit den Worten: »Sie dürfen hier Platz nehmen.« Die attraktive Krankenschwester mit dem üppigen Vorbau empfing mich lächelnd mit: »Sie dürfen sich jetzt ausziehen.« Und der junge Assistenzarzt, der mich mit Gel beschmierte und das EKG bediente, erklärte mir hinterher, während er mir eine Packung Kleenex reichte: »Sie dürfen sich jetzt abwischen.«

In den folgenden Tagen durfte ich:

- aufs Klo gehen
- meinen Kartoffelbrei essen
- eigenständig mit dem Rollstuhl zum Röntgen fahren
- schlafen
- aufstehen
- mich im Bett zur Seite drehen
- brav meine Pillen nehmen
- mich waschen, gurgeln und mir die Zähne putzen

Es dauerte nicht lange, und ich zuckte bei jedem *dürfen* zusammen wie unter einem Stromschlag. Wie war dieses Dürfen denn nun gemeint? Eher von oben herab, also ein in Watte gepackter Befehl, oder wirklich als Ausdruck einer Wahlfreiheit, die mir auch als stinknormaler Kassenpatient zustand? Ich wagte den Test. Als mich die Krankenschwester das nächste Mal mit den Worten empfing »Der Chefarzt kommt gleich. Sie dürfen sich schon mal obenrum frei machen«, antwortete ich: »Ich möchte aber nicht.«

Die Krankenschwester sah mich verdutzt an. Offenbar hatte sie diese Antwort noch nie gehört.

»Wie?«, fragte sie.

»Ich sagte, ich möchte nicht. Sie haben gesagt, dass ich mich frei machen darf. Ich habe mich dagegen entschieden. Oder muss ich etwa? Wenn ja, kann wohl von dürfen keine Rede sein. Sonst entscheide ich mich, es nicht zu tun. Und überhaupt ist ›frei machen‹ ein sehr albernes, eher umständliches Wort. Finden Sie nicht?«

Die Krankenschwester starrte mich noch immer an wie einen Außerirdischen. Dann zuckte sie mit den Schultern und verließ kommentarlos den Raum. Offenbar war sie nicht gewillt, auf diese interessante sprachliche Diskussion einzugehen. Nach der kleinen, leider gescheiterten Palastrevolution zog ich mich schließlich doch aus, Verzeihung, machte mich frei. Der Chefarzt kam herein, untersuchte meine Wundnähte, nickte zufrieden und sagte: »Sie dürfen sich jetzt wieder anziehen.«

Ich gab auf.

Am nächsten Tag wollte ich einem anderen sprachlichen Krankenhausphänomen auf die Spur kommen: dem Wörtchen »wir«. Die Krankenschwester, übrigens die gleiche von gestern, trat gegen 6 Uhr 30 an mein Bett und verpasste mir meine tägliche Spritze mit Blutverdünner. Diese Spritze bekam ich jeden Morgen, dabei hätte ich eher eine Koffeininfusion gebraucht. Meine Laune ist vor den ersten drei Tassen Frühstückskaffee, gelinde gesagt, nicht die beste.

Die Schwester fragte freundlich: »Na, wie fühlen wir uns denn heute?«

Ich sagte: »Ich weiß nicht, wie Sie sich fühlen. Aber mir geht es scheiße.«

Ab diesem Zeitpunkt sprach sie kein Wort mehr mit mir, und ich hatte gelernt, dass in deutschen Krankenhäusern offenbar eine andere Sprache gilt. »Wir« heißt hier »du« oder »Sie«, und hinter »dürfen« verbirgt sich ein »müssen«. Seitdem bin ich noch vielen anderen Sprachabsonderlichkeiten in Kliniken auf die Spur gekommen, die sich aber ganz leicht entschlüsseln lassen.

Ein paar Beispiele:

- »Das tut jetzt gleich ein bisschen weh.« *(Übersetzung: »Es tut höllisch weh, aber reißen Sie sich gefälligst zusammen.«)*
- »Sie sehen ja schon viel besser aus.« *(Übersetzung: »Mann, gucken Sie bloß nicht in den Spiegel, Sie sehen zum Kotzen aus.«)*
- »Der Arzt kommt gleich zu Ihnen.« *(Übersetzung: »Glauben Sie vielleicht, Sie sind hier der einzige Patient?«)*
- »Sie wollen mehr Schmerztabletten? Da muss ich erst mit der Stationsschwester reden.« *(Übersetzung: »Hab dich nicht so, du jammerndes Weichei.«)*
- »Da würde ich mir keine Sorgen machen.« *(Übersetzung: »Ich habe keine Ahnung, und der Chefarzt ist beim Golfen.«)*

Ich hoffe, dass ich damit dem einen oder anderen verwirrten Patienten geholfen habe. Die Ärzte, Schwestern und Pfleger meinen es nicht so.

Sie sprechen bloß eine andere Sprache.

# DIE PSYCHOTANTE

Gestern saß ich mit Klappen-Axel, Hausmeister-Rolf und Roth-Händle-Luigi am Bad Bichelsteiner Mittagstisch, als Rolf seinen Wohnwagenkatalog zur Seite legte und mit den Augen rollte.

»Heute früh war ich bei der Psychotante«, sagte er. »Boah, die kann vielleicht nerven. Hab ich vielleicht einen Sprung in der Schüssel, oder was?«

Ich ließ diese Frage unbeantwortet und löffelte schweigend meinen salzarmen Kartoffelbrei.[40] Rolf musste ja nicht wissen, dass ich schon am nächsten Tag meine eigene Verabredung mit der Psychotante haben würde. Viele Herzpatienten bekommen einen solchen Termin. Schließlich geht es um eine Krankheit, die nicht wenigen von uns um ein Haar das Leben gekostet hat. Das kann einen schon ein bisschen nachdenklich machen. Zugegeben, angesichts der Tatsache, dass Sitzungen bei Psychologen und Psychotherapeuten oftmals über viele Jahre gehen, ist so ein Stündchen, nun ja ... nicht gerade viel. Aber ich war entschlossen, das Beste daraus zu machen.

Nun sitze ich also mit meinem Tagebuch im Gang eines Seitentrakts von Bad Bichelstein, kaue auf einem Bleistift und gehe noch mal meine Aufzeichnungen durch. Ich habe mich auf dieses Gespräch gut vorbereitet, Problemfelder abgesteckt, Fragen vorbereitet. Es ist mein erster Termin überhaupt beim Psychologen, und ich bin dementsprechend aufgeregt. Gibt es eine Couch? Findet Hypnose statt? Spricht die Psychotante wienerisch, wenn sie schon keinen Bart hat?

---

[40] Übrigens auch kartoffelarm. Das Fertigpulver wird vermutlich vom Boden aufgekehrt und in Tüten verpackt. Siehe dazu auch die »Wochenchronik« in der Kantine des Bayerischen Rundfunks

Die Tür geht auf, und eine attraktive Endzwanzigerin winkt mich herein. Sie ist blond, braun gebrannt und hochschwanger, also so ziemlich das Gegenteil von Sigmund Freud. Sie bittet mich in eine Sitzecke, zwischen uns steht ein blank polierter Glastisch mit einer Schüssel Pfefferminzbonbons. Ich sehe mich um – keine Couch, schade.

Die Psychologin lächelt mich vertrauensvoll an und fragt im Ton einer Kindergärtnerin, die mit einem bockigen Fünfjährigen spricht: »Naaa, wissen Sie denn, warum Sie hier sind?«

Diese Frage wirft mich ein wenig aus der Bahn. He, Mann, ich habe Todesängste, ich kann nachts nicht schlafen! Ich frage mich, ob ich jemals wieder alleine verreisen, wandern oder Skilaufen kann, ohne befürchten zu müssen, dass mich ein Infarkt umwirft! Klar weiß ich, warum ich hier bin. Aber dann fällt mir ein, dass gestern ja Hausmeister-Rolf bei ihr war. Und der wusste vermutlich wirklich nicht, was er hier sollte. Sein Highlight war höchstwahrscheinlich, dass er eine Handvoll Pfefferminzbonbons abgestaubt hat.

Ich atme tief durch. Dann beginne ich von meinen Ängsten zu erzählen, und die Psychologin nickt dabei verständnisvoll, wobei ihr Blick jedoch gelegentlich abschweift. Als ich schließlich fertig bin, beugt sie sich ganz weit nach vorne und setzt ein sehr ernstes Gesicht auf. Dann spricht sie folgende Worte:

»Herr Pötzsch, glauben Sie an ein Leben nach dem Tod?«

Ich bin so verdattert, dass ich zunächst nicht antworten kann. Ist es tatsächlich derart ernst mit mir? Bekomme ich jetzt die Letzte Ölung? Sie fasst mein Schweigen als Zustimmung auf.

»Sehen Sie«, fährt sie mit der Stimme eines gut gelaunten Palliativmediziners[41] fort. »Ich glaube, das könnte Ihnen helfen. Wenn es

---

[41] Kurz gesagt: Mediziner, die ein weitgehend beschwerdefreies Sterben ermöglichen sollen. Nicht gerade der spaßigste Beruf, steht aber dafür auf der Anerkennungsskala medizinischer Tätigkeiten weit oben. Ganz unten rangieren: Urologe und Proktologe. Als ich das letzte Mal bei einem Urologen war und dieser sich gerade mit dem Finger zu ebenjenem Ort vortastete, wo die Sonne nicht scheint, sprach ich ihn auf sein schlechtes Ranking an. Er erwiderte trocken: »Ich finde, ich sitze gerade auf der richtigen Seite.« Auch ein Standpunkt.

nach dem Tod weitergeht, sieht doch alles nicht mehr so trostlos aus. Nicht wahr?«

»Äh, ich dachte eigentlich nicht, dass ich schon so weit ...«, erwidere ich, während ich in meinem Sitz versinke. »Haha, ich hoffte eigentlich, dass ich noch einige, äh, wenige Jahre, vielleicht auch länger ...«

Die Psychologin merkt nun, dass ich vielleicht doch nicht ganz so innig ans Jenseits glaube, wie sie zunächst gedacht haben mochte, und wechselt abrupt das Thema.

»Nun, was auch helfen könnte, ist, dass Sie sich Ihr Herz als das eines jungen Mannes vorstellen. Wollen wir das mal versuchen, hm?«

Ich greife nach meinem Bart. Hat sie vielleicht die paar grauen Stoppeln bemerkt, die mir gestern auch schon aufgefallen sind? Okay, ich bin um die Hüften nicht mehr Adonis, mein Bauch ist mehr Waschbär als Waschbrett, und ja, es gibt ein paar Falten – aber eigentlich fühle ich mich mit Anfang vierzig noch recht frisch. Doch unter den Augen der hochschwangeren, östrogendurchfluteten Blondine mutiere ich augenblicklich zum Greis.

»Ich bin ein junger Mann«, sage ich leise. »Also, äh, zumindest fühle ich mich so. Hab ... ich ... mich ... so gefühlt ...«

Zum ersten Mal scheint mich die Psychologin richtig wahrzunehmen. Gott, da sitzt ja ein Patient! Irritiert blickt sie in die Krankenakte und stellt fest, dass ich nicht achtzig bin.

»Tjaaaaa«, sagt sie und spielt nervös mit ihrem Kugelschreiber. »Also dann ...«

Wir schweigen beide.

Meine Antworten bringen sie offenbar genauso aus dem Konzept wie mich ihre Fragen. Aber, hey, wer kann es ihr verdenken? Draußen ist schönstes Osterwetter, vermutlich hat sie nur noch ein paar Tage bis zum Schwangerschaftsurlaub, und zu Hause wartet ein pumperlgesunder Sven oder Jan, der ihr den Bauch mit Nussöl eincremt. Und sie sitzt hier mit einem blassen, unrasierten Herzdepri, der sie zunölt. Manche Berufe sind echt so was von zum Kotzen! Vielleicht hätte sie doch auf ihre Mutter hören und irgendwas mit Kosmetik machen sollen.

Merklich verunsichert, kramt die Psychologin in ihren Unterlagen und zieht schließlich ein paar kopierte Zettel hervor. Sie reicht sie mir, während ihre Augen zur Uhr wandern. Ich blicke verwirrt auf einen der Zettel. Darauf stehen Sprüche wie »*Drei Schritte tue nach innen, dann den nach außen*« oder »*Es ströme zu dir meiner Seele Liebe (dazu laut ein- und ausatmen)*«.

Hm.

»Das sind ein paar anthroposophische Sinnsprüche, die Ihnen vielleicht weiterhelfen«, sagt sie. »Wissen Sie, was Anthroposophie ist?«

»Ich weiß, was Anthroposophie ist, aber ...«

»Wie schön. Dann wiederholen Sie diese Sprüche wie ein Gebet, wie einen Rosenkranz, jeden Tag. Das könnte Ihnen helfen.«

Ich starre auf den Zettel. Vielleicht habe ich mich getäuscht. Vielleicht steht da ja was ganz anderes. Irgendwas Hilfreiches.

*Suchst du die Welt, so suche in dir selbst ...(Eventuell Mantra malen)*

»Äh, vielleicht haben Sie ja ein paar praktische Tipps für mich?«, schlage ich vor. »Kennen Sie möglicherweise eine Gruppe von Bypasspatienten, mit denen ich mich nach der Reha austauschen könnte?«

Sie blickt erst verwirrt, dann hellt sich ihre Miene plötzlich auf. »Nun, das ist doch mal ein guter Vorschlag! Sie können das ja googeln.«

»Ich dachte eigentlich, dass Sie ...«

»Ach, und dann hätte ich vielleicht noch etwas für Sie«, ergänzt sie, offenbar erfreut, mir in meiner Krise weitergeholfen zu haben. »Es gibt da eine Therapie, die heißt Katathym-Imaginatives Bilderleben. Ich hab erst kürzlich davon gelesen, in einer Zeitschrift. Diese Therapie könnte vielleicht etwas für Sie sein.«

Ich räuspere mich. »Ka ... kata ... was? Was soll das Wort denn bedeuten?«[42]

---

[42] Laut Duden: affektbedingt, wunschbedingt, durch Wahnvorstellungen entstanden. Um das Katathym-Imaginative Bilderleben zu erklären, reicht dieses Buch leider nicht aus – geschweige denn eine Stunde Küchenpsychologie in Bad Bichelstein.

»Hm, das weiß ich, ehrlich gesagt, auch nicht so genau. Aber Sie können das Wort ja ebenso googlen wie die Bypassgruppen. Freut mich, Sie kennengelernt zu haben.«

Sie steht auf und streckt die Hand aus. Vermutlich wartet Sven oder Jan schon zu Hause mit den Linguine alle Vongole und einem Glas Hugo Spritz alkoholfrei. Ich erhebe mich wacklig, übersehe die Hand und greife stattdessen in die Schüssel mit den Pfefferminzbonbons. Dann gehe ich schweigend hinaus.

»He, Sie haben Ihre anthroposophischen Sinnsprüche vergessen!«, ruft sie mir noch nach.

Am nächsten Morgen beim Frühstück nicke ich Hausmeister-Rolf zu. »Ich war gestern bei der Psychotante«, sage ich. »Boah, die kann vielleicht nerven.«

Rolf grinst. »Siehst du. Sag ich doch.«

Das nächste Mal erzähle ich Axel, Rolf oder Luigi von meinen Ängsten. Das bringt, glaube ich, mehr.

# DER JUNKIE

Schon nach kurzer Zeit in Bad Bichelstein habe ich zwei neue Kumpels ins Herz geschlossen, ohne die ich keinen Abend mehr verbringe. Also gut, eigentlich kennen wir uns schon länger, im Grunde seit den ersten Tagen nach meiner Herzoperation. Sie heißen Novalgin und Tilidin. Aber weil ich mir ihre Namen partout nicht merken kann, nenne ich sie nur Novi und Till.

Novi und Till sind nicht sonderlich groß, sie passen jeweils in einen fingerhutgroßen Becher. Man kann sich mit ihnen auch nicht groß unterhalten – wenn es mal so weit kommen würde, müsste ich mir ernsthaft Sorgen um meinen Geisteszustand machen. Aber dafür kann ich mich hundertprozentig auf die beiden verlassen. Wenn du zwei Freunde brauchst, die dich garantiert beschwerdefrei ins Nirwana katapultieren, dann bist du bei Novi und Till an der richtigen Adresse.

Bei Novalgin und Tilidin handelt es sich um Schmerzmittel, die, wie alle wirksamen Pharmahämmer, nur auf Rezept erhältlich sind. Zumindest bei Tilidin kommt es dabei immer wieder bundesweit zu Rezeptfälschungen. Bei Junkies ist der Stoff zwar noch lange nicht so beliebt wie seine anrüchigen Brüder Morphin und Methadon, aber natürlich kann er in längerer, hoher Dosierung ebenso abhängig machen.

Dass es nicht dazu kommt, dafür gibt es in Bad Bichelstein Nachtschwester Agathe.

Agathe thront am Ende des Ganges in einem mannshohen Glaskasten, in dem täglich die Medikamentenausgabe stattfindet. Dafür besitzt jeder Patient einen gelben Zettel, auf dem der Arzt genau einträgt, welche Medikamente nötig sind. Auf meinem Zettel stehen derzeit zehn Arzneien, darunter so Zungenbrecher wie Clopidogrel 75, Bisoprolol 2,5 oder Ramipril 2,5.[43] Ganz unten stehen meine zwei Kumpels Novi und Till.

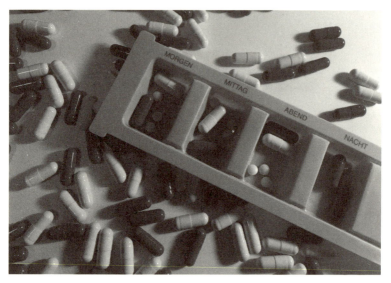

Kästchen wie diese helfen Reha-Patienten, bei den vielen bunten Pillen nicht den Überblick zu verlieren. Außerdem eignen sich die Dosen als geselliges Sortierspiel und als Rassel bei spanischen Tangoabenden.

Es ist halb drei Uhr nachts, als ich die Klingel draußen am Glaskasten drücke. Vier Stunden habe ich mich im Bett gewälzt und vor Schmerzen nicht einschlafen können. Da man bei der Herzoperation wie ein Hähnchen aufgeschnitten wird, ist es oft wochenlang nicht möglich, seitlich zu schlafen. Für Rückenschläfer kein Problem.

---

[43] Ich würde gerne mal Mäuschen spielen bei den Namensfindungssitzungen der großen Pharmafirmen. Es scheint da gewisse Regeln zu geben, die Namen möglichst so zu wählen, dass man spätestens vor der Apotheke vergessen hat, wie das verdammte Ding gegen die Herpesbläschen denn nun noch mal heißt. Zivarox? Zavirox? Ziplox? Möglich, dass man sich dabei auch der Liste früherer Aztekenherrscher bedient. Siehe dazu: Axayacatl, Ixtlilxochitl und Huitzilihuitl.

Leider bin ich Seitenschläfer.

In der Nacht drehe ich mich deshalb oft hin und her, was jedes Mal zu stechenden Schmerzen führt. Anfangs dachte ich noch, mein Bypass platzt gerade. Mittlerweile weiß ich, dass dies Unsinn ist. Kein Unsinn sind jedoch die Schmerzen, die mich in diesem Moment wie mit Nadeln durchbohren.

Die Klingel schrillt und Nachtschwester Agathe blickt genervt von ihrem Kreuzworträtsel auf. Hinter der Glasscheibe sieht sie ein wenig aus wie die Spinne Thekla aus der Zeichentrickserie »Biene Maja«. Zumindest ist sie genauso griesgrämig.

»Sie schon wieder«, sagt sie.

Ich schlucke. Agathe und ich kennen uns schon von früheren Begegnungen her, die meist für beide Seiten unerfreulich verliefen. Manchmal wird Agathe von Nachtschwester Susanne vertreten, einem hellen, freundlichen Stern am Nachthimmel über Bad Bichelstein. Doch heute ist Susanne zu Hause bei ihren süßen Kindern, und Agathe starrt mich argwöhnisch von ihrem Platz aus an.

»Ich brauche noch ein wenig Novalgin und Tilidin«, sage ich vorsichtig. »Die Schmerzen ...«

»Zeigen Sie mir mal Ihren Medikamentenzettel«, unterbricht sie mich.

Ich schiebe den Zettel durch den schmalen Schlitz unterhalb der fingerdicken, vermutlich kugelsicheren Glasscheibe. In Nachtpforten von sizilianischen Tankstellen und mexikanischen Banken gibt es ähnliche Sicherheitsvorrichtungen. Ich frage mich, ob in Bad Bichelstein schon mal jemand mit einem Sack Betablocker durchgebrannt ist.

Schwester Agathe überfliegt meinen Zettel, dann sagt sie schmallippig: »Hier steht, dass Sie heute bereits Ihre Dosis Novalgin und Tilidin bekommen haben.«

»Ich weiß. Aber meine Schmerzen lassen mich einfach nicht einschlafen.«

»Dann nehmen Sie ein pflanzliches Schlafmittel. Hier.« Sie lässt zwei kleine grüne Pillen in die Ausgabe kullern. »Das ist Baldrian und Hopfen. Die nehm ich auch immer.«

Ich bin versucht, Schwester Agathe daran zu erinnern, dass ihr Brustkorb im Gegensatz zu meinem nicht aufgeschnitten und später mit Drahtklammern zusammengetackert wurde. Stattdessen bleibe ich ruhig und freundlich.

»Ich fürchte, Baldrian und Hopfen werden nicht reichen.«

»Sie haben es doch noch gar nicht probiert. Wie wollen Sie es dann wissen?«

Ich muss an dieser Stelle erwähnen, dass ich allgemein einen sehr unruhigen Schlaf habe. Vor einigen Jahren war ich mit zwei Freunden auf einer Radtour durch die Uckermark. Wir hatten ein Eineinhalb-Mann-Zelt, das maximal für zwei zehnjährige Mädchen ausgerichtet war. Meine Freunde schnarchten um die Wette. Ich beschloss, draußen zu übernachten. Als ich eben den Schlafsack schloss, fing es an zu regnen. Es regnete und schnarchte vier Nächte lang. Am Ende war ich so zermürbt, dass es mir allein mittels meiner schlechten Laune gelang, ein halbes Dutzend Skinheads in die Flucht zu schlagen.

Ungefähr in der gleichen Laune befinde ich mich auch jetzt, Auge in Auge mit Schwester Agathe.

»Ich muss diese Pillen nicht probieren, sie wirken nicht«, sage ich tonlos. »Ich habe Schmerzen. Deshalb möchte ich Schmerzmittel.«

Agathe sieht mich spöttisch an. »Ach Gott, das bisschen Schmerzen«, meint sie. »Wissen Sie, ich glaube, die heutige Generation ist da einfach zu empfindlich. Nehmen Sie sich ein Beispiel an dem Herrn Rehlein im Zimmer nebenan. Der hat sogar zwei Bypässe. Und er hat seine Dosis Tilidin heute zurückgegeben! Meinte, das mache abhängig. Er brauche solche Drogen nicht. Der hat noch nie hier in der Nacht geklingelt.«

»Vielleicht ist er ja tot.«

Schwester Agathe geht auf meinen Kommentar nicht ein, sondern reicht mir nur wieder meinen Arzneizettel. »Ich habe bei Ihnen schon zweimal eine Ausnahme in den letzten Nächten gemacht. Das muss reichen. Im Grunde darf ich Ihnen eine zusätzliche Dosis ohnehin nur in Absprache mit Frau Dr. Liebsamen geben.«

»Dann rufen wir die Ärztin jetzt an. Ich will mein Novalgin und Tilidin! *Jetzt!!!*«

Vielleicht klingen meine letzten Worte ein wenig zu verzweifelt. Jedenfalls wechselt der Blick der Schwester jetzt von grimmig zu mitleidig. Sie sieht mich an wie einen Junkie vor der Amsterdamer Fixerstube.

»Schauen Sie, Herr Pötzsch. Sie sollten sich wirklich mal Gedanken zum Thema Sucht machen. Wenn Sie hier jeden Abend ...«

»Ich bin nicht süchtig, ich habe Schmerzen!!!«

»Ja ja, so fängt es an.«

Mittlerweile bin ich kurz davor, mit der Faust gegen die Glasscheibe der Nachtpforte zu hämmern. Dort hinten, nur wenige Schritte entfernt, aber doch unendlich weit, stehen auf dem Regal die verführerischen Flaschen, deren farbloser Inhalt eine ruhige Nacht verspricht. Novi, Till! Könnt ihr mich hören?! Tatsächlich fange ich an zu zittern. Hat Agathe vielleicht recht? Sind das erste Symptome einer Abhängigkeit? Doch vermutlich ist es nur die Wut, die sich in mir aufstaut. Das Gefühl der Machtlosigkeit im Bad Bichelsteiner Gefängnistrakt. Immerhin ist der Zorn derart groß, dass ich für kurze Zeit meine Schmerzen vergesse.

»Hören Sie«, beginne ich einen letzten Versuch. »Wenn Sie mir jetzt meine Arzneien verweigern, werde ich das morgen Frau Dr. Liebsamen melden. Und dann können Sie ...«

»Sie brauchen gar nicht bis morgen zu warten. Ich bin schon hier.«

Ich zucke zusammen und schaue nach rechts, wo sich eine ziemlich zerknittert aussehende Frau Dr. Liebsamen nähert. Sie trägt keinen Arztkittel, sondern einen Morgenmantel, weshalb ich sie zunächst für eine Patientin halte. Auch Nachtschwester Agathe wirkt überrascht.

»Aber Frau Doktor!«, beginnt sie. »Was machen Sie um diese Zeit ...«

»Ich hab morgen in aller Herrgottsfrühe gleich einen Termin hier«, unterbricht Frau Dr. Liebsamen mürrisch. »Lohnte sich nicht heimzufahren. Ich schlaf im Bereitschaftszimmer. Zumindest versuch ich es. Sagen Sie, haben Sie ein paar Pillen Zopiclon? Ich kann kein Auge zumachen. Diese harte Liege bringt mich noch um.«

Schweigend reicht Agathe der Ärztin das Medikament.

»Ach, wo Sie schon mal dabei sind, liebe Schwester, für mich jeweils zwei Milliliter Novalgin und Tilidin«, schließe ich mich lächelnd an. »Herzlichen Dank.«

Frau Dr. Liebsamen blickt mich müde an. Ihr Haar sieht aus, als hätte sie an die Elektroden eines Defibrillators gelangt. »Nehmen Sie lieber gleich vier Milliliter. Damit Sie durchschlafen können. Wir sehen uns morgen bei der Visite.«

Mit ihren Pillen macht sie kehrt und lässt mich und Agathe allein zurück.

»Ja ja, so fängt es an«, sage ich, lasse mir meine zwei Gläschen vollgießen und stoße auf Nachtschwester Agathe an.

Dann gehe ich mit meinen beiden Kumpels aufs Zimmer.

# FRONTURLAUB

Ich darf raus! Zum ersten Mal! Und zwar nicht für ein oder zwei Stunden, nein, für einen ganzen Tag! Es ist Ostersonntag und meine Frau Katrin holt mich ab, um mich zum Osterfest im Kreise der Großfamilie zu kutschieren. Ein wenig zittrig sitze ich auf der Bank vor der Klinik und warte auf das Auto.

In den Gängen drinnen ist es seltsam leer. Die meisten verbringen den Tag heute wohl mit ihren Freunden und Verwandten. Auch Axel und Hausmeister-Rolf sind weg, ebenso wie Venen-Elli und Roth-Händle-Luigi, den eine grell geschminkte Primadonna mit einschüchternder Oberweite abgeholt hat. Noch im Gehen warf mir Luigi sein Pizarro-Schlawiner-Zwinkern zu und machte dabei eine eindeutige Handbewegung. Ich hoffe, die beiden übertreiben es heute nicht. Frau Dr. Liebsamen sagte erst gestern, er solle ein wenig kürzertreten – und damit meinte sie eindeutig *nicht* die Frühgymnastik.

Die liebe Nachtschwester Susanne hat mir gesteckt, dass sie ein Auge zudrücken würde, wenn ich heute Nacht nicht nach Hause komme. Das ist eigentlich verboten, aber schließlich ist Ostern und mein Vater Arzt. Ich sagte ihr, ich würde es mir noch überlegen, habe aber vorsichtshalber eine Zahnbürste und vor allem mein Medikamentendöschen samt grauer Jutetasche eingepackt.

Zur Feier des Tages habe ich beschlossen, heute keinen Jogginganzug zu tragen, sondern Hemd und Jeans. Ein ungewohntes Gefühl, wohl auch deshalb, weil die Hose ein wenig in der Taille schlackert. Beim letzten Wiegen hat meine Waage tatsächlich zum ersten Mal seit Jahren einen Wert unter 90 angezeigt! Ein Ereignis, das ich gleich mit ein paar von Mamas eingeschmuggelten Pralinen gefeiert habe. Auf der anderen Seite ist es schon wieder ernüchternd, dass drei Wochen Knäckebrot, fettarmer Philadelphia und alkoholfreies Bier mich gerade mal drei Kilo haben abnehmen lassen. Was muss ich eigentlich noch tun, um auf mein angebliches Idealgewicht von 85 kg zu kommen? Drei Wochen nur Bad Bichelsteiner Pfefferminztee trinken? Drei Jahre mit Suppenbechern jonglieren? Dreißig Jahre Bad Bichelsteiner Tanzabend?

Ein Hupen schreckt mich aus meinen Gedanken auf. Es ist meine Frau Katrin, die mit dem Auto quietschend neben mir hält. Alles kommt mir hier draußen, abseits des Krankenhausvakuums, plötzlich so entsetzlich laut vor. Auch die Vögel zwitschern sehr, sehr laut. Jemand sollte ihnen das mal sagen, das grenzt schon fast an Ruhestörung.

Vorsichtig lädt mich Katrin auf den Beifahrersitz, knallt die Tür zu und fährt los. Ich zucke zusammen.

»Kannst du bitte ein wenig leiser fahren?«, flüstere ich.

Sie sieht mich verblüfft an. »Aber ich fahre doch leise.«

»Damit meine ich, nicht so heftig anfahren, nicht abrupt lenken, die Gänge vorsichtig schalten, nicht übertourig fahren, nur mit Motorbremse bremsen und vor allem ...«

»Willst du zu Fuß gehen?«

Die weitere Fahrt verbringen wir eher einsilbig. Ich blicke nach draußen, wo die Bäume mit unglaublicher Geschwindigkeit an mir vorüberrauschen. Ich will meine Frau ermahnen, langsamer zu fahren, beschließe dann aber, zunächst mal auf den Tacho zu schauen.

Wir fahren 45.

Etwa so muss es den Menschen im 19. Jahrhundert ergangen sein, die zum ersten Mal mit der Dampflok fuhren. Es ist, als ob die Klinik mein Lebenstempo gedrosselt hätte. Dafür kommt mir alles viel intensiver vor. Die Knospen an den Bäumen, die ersten Sprösslinge auf den Feldern, und alles ist so bunt, ganz anders als die grau-beigen Gänge von Bad Bichelstein ...

Ich erinnere mich daran, wie mich der Krankenwagen, vor gefühlten dreihundert Jahren, von der Operationsklinik in das Krankenhaus in der Nähe meiner Eltern fuhr. Damals lag ich auf dem Rücken auf einer Trage und sah durch das Fenster hindurch die Alleebäume, die ich seit meiner Kindheit kannte. Nie wieder habe ich seitdem ein derart intensives Gefühl von Heimat erlebt. Ich muss den zwei Sanitätern mit meinem sentimentalen Gelaber ziemlich auf den Sack gegangen sein. Aber vielleicht schoben sie es auch einfach nur auf die Wirkung der Medikamente.

Katrin bremst abrupt, weil vor uns plötzlich ein Traktor auf die Straße biegt. Ich schaue sie böse an, als ob sie selbst der dusslige Traktorfahrer wäre.

»Pass bitte auf. Mein Brustkorb ...«

»Ich weiß.« Sie atmet tief durch, und mein harscher Ton tut mir im gleichen Moment leid. Es ist wirklich nicht einfach, mit einem frisch operierten Herzpatienten verheiratet zu sein. Interessant wäre mal eine Untersuchung, ob weibliche Herzpatienten genauso weinerlich sind wie männliche. Ich vermute eher nicht.[44]

Was für meine Frau erschwerend hinzukommt: Ich darf die nächsten sechs Wochen selber nicht ans Steuer. Sie wird mich also herumkutschieren müssen. Und jeder, der mich schon mal als Beifahrer hatte, weiß, dass das kein Spaß ist.

Nach einer guten halben Stunde kommen wir bei meinen Eltern an. Ich schlurfe durch die Eingangstür und werde sofort freudig von meinen beiden Kindern begrüßt, außerdem von meinem Vater, meiner Mutter, meinen zwei Brüdern, meiner Schwiegermutter, meinen Tanten, Onkeln, meinen Cousins und Cousinen, Neffen und Nichten. Eine wahre Völkerwanderung wälzt sich mir entgegen. Ich wusste gar nicht, dass ich dermaßen viele Verwandte habe! Alle drücken mich, wollen wissen, wie es mir geht, wollen die ganze Geschichte hören – *Wie hast du es denn gemerkt? Wie, beim Joggen?! War da etwa so ein Stechen? Ich hab auch öfter so ein Stechen. Erzähl mal.*

Ich mühe mich redlich, Auskunft zu geben, merke aber, dass meine Kräfte schon nach einer Viertelstunde Small Talk erlahmen. Man führt mich ins österlich geschmückte Wohnzimmer zu einem mit weichen

---

[44] Ja, auch bei Frauen sind in Deutschland Schlaganfälle und Herzerkrankungen die häufigste Todesursache. Gemeinerweise äußern sich die Symptome von Herzinfarkt hier oft unspezifisch: mit Kurzatmigkeit, Übelkeit, Bauch- und Rückenschmerzen und Erbrechen. Studien haben ergeben, dass Frauen viermal häufiger als wir weinerlichen Männer zum Arzt gehen müssen, um die gleichen Herzuntersuchungen zu erlangen.

Kissen ausstaffierten Sessel, wo ich von vorne bis hinten bedient werde. Alle sind sehr, sehr nett zu mir. Eigentlich bin ich ja immer derjenige, der in solchen Runden das große Wort führt. Doch heute komme ich mir vor wie ein Hundertjähriger im Kreise seiner Kinder, Enkel und Urenkel. Fast habe ich den Eindruck, man würde absichtlich mit mir ein wenig lauter sprechen.

»MÖCHTEST DU NOCH EIN STÜCK OSTERZOPF? SOLL ICH DIR DAS KISSEN EIN WENIG ZURECHTRÜCKEN? IST ES SO RECHT, JA???«

Das Ostereiersuchen beobachte ich von der Terrasse aus und merke dabei, wie ich immer müder werde. Alle Eindrücke prasseln ungeschützt auf mich ein. Beim anschließendem Essen nippe ich nur an meinem Apfelschorle, schließlich gehe ich unter einem Vorwand raus aus dem Flur und hinüber in die elterliche Bibliothek, aus der Kinderstimmen dringen.

Meine Kinder und Neffen haben dort auf dem Boden ein Gesellschaftsspiel aufgebaut. Es heißt »Talisman«. Mit einem Krieger, Elf oder Zwerg geht man von Feld zu Feld, kassiert Schätze, verkloppt Orks und sammelt sogenannte Talent- und Stärkepunkte. Es ist nicht sonderlich kompliziert, sogar Sechsjährige können es spielen. Einfach nur würfeln und die Figur übers Spielbrett schieben.

»Darf ich mitspielen?«, frage ich leise.

Sie sind so ins Spielen vertieft, dass sie nur ganz beiläufig nicken. Ich lege mich neben sie auf den Boden, lasse die Würfel rollen und lausche den gemurmelten Worten, wenn eines der Kinder wieder eine Ereigniskarte vorliest.

»Du bist jetzt eine kleine, schleimige Kröte. Gib all deine Waffen, Gefährten und Ausrüstungsgegenstände ab. Pro Zug nur noch ein Feld.«

*Ich bin eine kleine, schleimige Kröte, eine kleine, schleimige Kröte, eine kleine, schleimige ...*

Am späten Nachmittag findet mich meine Frau schlafend, inmitten schreiender Kinder, limoverklebter Würfel und zerfledderter Ereigniskarten. Auf meinen höchsteigenen Wunsch fährt sie mich für die Nacht wieder zurück in die Klinik.

Ich werde wohl doch noch ein Weilchen brauchen.

# DER KOCHKURS

Heute ist Abwechslung in Bad Bichelstein angesagt. Wir Männer sollen kochen! Hier noch mal in Großbuchstaben: WIR! MÄNNER! KOCHEN! Die Veranstaltung heißt »Cholesterinarme, gesunde Ernährung leicht gemacht – ein Kochkurs mit Dipl.-Ern. Emilia Langgassinger«. Es ist ein neuartiges Experiment der Klinik, mit dem man kochfaulen, Fleisch- und Fast-Food-verfallenen männlichen Herzpatienten das gesunde Essen schmackhaft machen möchte.
 Eine echte Herausforderung.

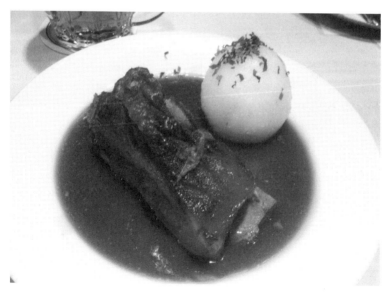

Bayerische Schweinshaxe, fotografiert in der Kantine der Bad Bichelsteiner Orthopädieabteilung kurz vor der Erstürmung durch Bypass 2

Fast alle sind wir zur Premiere angetreten: Hausmeister-Rolf, Roth-Händle-Luigi, die Oberpfälzer Daltons, Klappen-Axel und auch meine Wenigkeit. Jeder von uns hat eine knielange weiße Schürze bekommen mit dem Logo der Klinik, dazu eine lustig gemeinte Kochmütze. Mit ihren Schürzen und Mützen erinnern die Oberpfälzer entfernt an Schlachtergesellen kurz vor der Frühschicht. Ehrlich gesagt, schauen sie auch genauso grimmig. Vermutlich halten sie Kochen für eine sehr unmännliche, sehr unoberpfälzerische Angelegenheit. Echte Oberpfälzer Männer sind eher im Bereich »Essen« beheimatet.

Auch die anderen männlichen Patienten wirken, als hätten sie noch nicht allzu oft einen Kochlöffel in den Fingern gehabt. Aber das soll sich ja heute ändern, und dafür gibt es Dipl.-Ern. Emilia Langgassinger! Unsere diplomierte Köchin sieht eigentlich so aus, als wäre »cholesterinarme Ernährung« für sie eher ein Fremdwort. Mit breitem Frau-Holle-Lächeln und ebenso breiten Hüften. Aber vielleicht bekommt man ja auch von gesundem Kürbiskernöl solche Oberschenkel.

Ein wenig unsicher stehen wir in der nagelneuen, frisch geputzten Großküche von Bad Bichelstein. Ein Traum in Chrom, Desinfektionsmittel und Stahl. Auf der Anrichte und auf dem Herd befinden sich bereits etliche blank gewienerte Töpfe und Küchenutensilien, von denen die meisten Männer hier vermutlich noch nicht mal den Namen kennen, geschweige denn ihren Verwendungszweck. Wir alle blicken gespannt zu Emilia Langgassinger, die eben lächelnd mit ihrem Vortrag beginnt.

»Meine Herren, ich möchte Ihnen heute zeigen, dass cholesterinarme Ernährung kein Hexenwerk ist«, erklärt sie in fränkischem Singsang. Ihre Stimme weckt in mir süße Erinnerungen an fettige Schäufele,[45] Bratwurst und Bamberger Rauchbier.

---

[45] Für alle, die diese fränkische Spezialität nicht kennen: Es handelt sich dabei um Schweineschulter mit lecker fetter Kruste und ganzem Knochen. Der Begriff rührt daher, weil sich das Schäufele fast ebenso schwer verdauen lässt wie eine Schaufel.

»Auf unserer Speisekarte steht heute Carpaccio von jungem Kohlrabi mit Rapsöl-Vinaigrette und danach Knusper-Sesam-Tofubällchen in Tomatendip. Na, klingt das verlockend?«

Die Oberpfälzer starren Frau Langgassinger an, als hätte sie gerade mongolisch geredet. Ein sehr cholesterinarmes Schweigen legt sich über unsere Männergruppe.

»Äh, nun, wie auch immer«, fährt Frau Langgassinger fort. »Das Schöne ist, dass wir diese leckeren Gerichte heute nicht nur *serviert* bekommen, nein, wir werden sie sogar selber *kochen*!«

Roth-Händle-Luigi hebt zaghaft die Hand. »Was isse Kohlrabi?«, will er wissen. »Kann man essen? Isse nicht für Kuh?«

»Haha, natürlich kann man Kohlrabi essen! Sogar roh, das ist sehr bekömmlich. Tja, ich würde vorschlagen, wir fangen gleich an.« Frau Langgassinger deutet auf uns beschürzte Freizeitköche und verteilt dabei die Aufgaben. »Sie, Herr Pizzaloni, waschen und schneiden den Kohlrabi, dann wissen Sie gleich mal, wie der aussieht. Herr Pötzsch und Herr Lukowski kneten die Tofubällchen, Herr Ringel macht derweil die Tomatensoße, und die Herren dort hinten ...« Sie deutet auf die Oberpfälzer, die im hinteren Küchenbereich bereits mit großen Tranchiermessern hantieren. »Hallo, Sie! Ja, Sie! Sie machen die Vinaigrette.«

»Die was?«, erkundigt sich Hausmeister-Rolf.

»Das Salatdressing.«

»Na, dann sagen Sie das doch! Immer dieses englische Fachchinesisch.«

Frau Langgassinger seufzt, dann verteilt sie Zutaten, Schüsseln und Messer. Ich muss plötzlich an ein Fernsehkochstudio denken, in dem der Moderator in diesem Moment immer: »Wir haben da schon mal was vorbereitet« sagt und die gehäuteten Tomaten und die winzig klein geschnittenen Zwiebelwürfel aus dem Kühlschrank zaubert. Hier hat keiner was vorbereitet. Und so beginnen wir zu putzen, zu schnibbeln und zu schneiden, während Frau Langgassinger an der Küchenzeile entlangschreitet und unsere Arbeit wie ein Stabsunteroffizier inspiziert.

»Herr Pizzaloni«, sagt sie lächelnd und hebt gespielt streng den Finger. »Wenn wir den Kohlrabi als Carpaccio essen wollen, müssen Sie ihn schon ein wenig dünner raspeln. So sind das ja Wurfgeschosse.«

»Wurfe ... was ...?«

»Vergessen Sie es. Schauen Sie, ich mache es Ihnen vor.« Frau Langgassinger greift zur Raspel und produziert Kohlrabiflöckchen, so dünn, dass man förmlich hindurchsehen kann. Dann reicht sie die Raspel weiter an Luigi. »Jetzt Sie.«

Luigi raspelt. Doch leider kommt er mit seinen Fingerkuppen dabei zu nahe an die Schneiden und raspelt sich die Haut auf. Blut tropft zu Boden, Luigi wird kreidebleich. Schon bei der wöchentlichen Blutentnahme stellt er sich immer an wie ein fünfjähriges Mädchen beim Zahnarzt. Entsetzt starrt er nun auf seinen leicht aufgeraspelten, in Blut getauchten Zeigefinger. Die Blutstropfen auf dem nackten Chrom tun ihr Übriges. Das Ganze sieht aus wie der Tatort eines Serienkillers aus einem billigen Medizinthriller. Ächzend greift Luigi zur Schüssel, schwankt, taumelt, dann stürzt er mit Schüssel, Raspel und Kohlrabi theatralisch zu Boden.

»Iche ... brauche ... Doktor«, stöhnt er.

»Aber ... aber .... Herr Pizzaloni!«, ruft Frau Langgassinger. »Das ist doch nur eine kleine Schnittwunde, nun reißen Sie sich aber mal zusammen!«

Nicht nur Luigi, auch unsere so freundliche Ernährungsexpertin sieht nun ein wenig blass aus um die rundliche Frau-Holle-Nase. Sie rennt zu einer der Schubladen und kramt eine Packung mit Pflastern hervor, als hinter ihr soeben ein lauter Streit unter den Oberpfälzern ausbricht. Offenbar sind sie sich nicht einig, ob in ein Salatdressing Ketchup oder Mayonnaise gehört. Sie entscheiden sich schließlich für beides.

»Aber was ... was machen Sie denn da!«, jammert Frau Langgassinger, noch immer mit der Pflasterpackung in der Hand. »Sie sollten eine leichte Vinaigrette machen und nicht Pommes rot-weiß! Das Rezept hab ich Ihnen doch extra aufgeschrieben! Und Sie können doch lesen, oder ...«

Die Oberpfälzer starren sie an, Frau Langgassinger starrt zurück. Vermutlich ist sie sich plötzlich nicht mehr sicher, ob die vier Kleiderschränke in Schürzen und Mützen wirklich lesen können.

»Iche verbluuuuute!«, stöhnt Luigi vom Boden aus. Er streckt seinen blutenden Zeigefinger in die Höhe wie Adam in der Sixtinischen Kapelle.

»Oh, Verzeihung, natürlich.« Frau Langgassinger eilt zu ihrem vermeintlich sterbenden Patienten. Als sie Luigi gerade das Pflaster an den Finger kleben will, nähert sich Klappen-Axel mit den gehäuteten Kirschtomaten.

»Schauen Sie mal, Frau Langgassinger«, sagt er stolz. »Ich bin schon fertig, alle gehäutet. Was mache ich jetzt damit?«

Stolz präsentiert Axel seine Schüssel. Die Tomaten darin sehen aus wie glitschige, blutige Augenbälle. Luigi wirft einen Blick hinein, verdreht seine eigenen Augen und kollabiert. Dabei reißt er nun auch noch Axels Schüssel zu Boden.

»Herr Ringel, das ... das ist jetzt wirklich ein sehr schlechter Zeitpunkt«, stottert Frau Langgassinger. »Hätten Sie nicht ein wenig warten können?«

»Aber wenn ich doch nun schon mal fertig bin. Meinen Sie, die kann man noch essen?«

Axel sammelt die Kirschtomaten vom Boden auf, einige werden unter seinen Turnschuhen zerdrückt, andere sind bis hinüber zu den Oberpfälzern gerollt, die in der Zwischenzeit mit verschiedenen Senfsorten experimentieren.

»Herr Lukowski!« Hektisch deutet Frau Langgassinger auf Hausmeister-Rolf. »Holen Sie einen Pfleger, schnell! Wir brauchen Hilfe hier!«

»Und meine Tofubällchen?«, will Rolf wissen und hebt seine klebrigen, mit Sesam gesprenkelten Hände in die Höhe. »Was ist mit meinen Tofubällchen? Ich hab erst drei gemacht.«

»Verdammt, Ihre Bällchen können warten! Wir haben hier einen Notfall!«

Rolf zuckt mit den Schultern. »Ach, das ist doch nur der Luigi. Der beruhigt sich schon wieder.« Er deutet auf die zermanschten Tomaten am Boden. »Wir können ja auch lecker Tomatensoße machen, mit Spaghetti. Meine Frau kennt da ein Rezept mit viel Speck, Zwiebeln und Salami. Vielleicht weckt das den Luigi auch wieder auf. Haben Sie Speck, Zwiebeln und ...«

»Herr Lukowski, ich befehle Ihnen, holen Sie jetzt sofort einen Pfleger! Ich wiederhole, SOFORT!«

Das hätte Frau Langgassinger nicht sagen sollen. Jeder, der Rolf ein bisschen kennt, weiß: Einem Schulhausmeister befiehlt man nichts. Niemals. Das ist noch nie gut ausgegangen. Viele Schuldirektoren, Sportlehrer und Französischreferendarinnen können ein Lied davon singen.

»Ach, und wenn ich mich weigere?« Rolf verschränkt die Arme vor der Brust. »Was wollen Sie dann machen? Mit Ihre komische Winegrätt spritzen? Ha!«

Frau Langgassinger seufzt sehr tief. Dann rennt sie hinaus auf den Gang und begibt sich selbst auf die Suche nach einem Pfleger. Nur eine Minute später wacht Luigi wieder auf. Er ist immer noch blass im Gesicht, aber die Aussicht auf Spaghetti mit Zwiebeln und Speck scheint ihm tatsächlich zu helfen. Er erholt sich fast verdächtig schnell.

»Ich koche die Nudelwasser«, haucht er. »Wir jetzt richtig kochen. Ohne Kohlrabi und mit viele Öl.«

Frau Langgassinger hat uns dann alleine kochen lassen. Überraschenderweise wollte sie auch nicht mitessen. Schade, es gab lecker Spaghetti all' amatriciana und dazu frittierte Sesam-Tofubällchen mit viel Majo. Luigi ist echt ein super Koch!

Leider haben sie das Kochstudio nach uns eingestellt.

# SCHÖNHEIT UND FUNKTION

Gleich am zweiten Tag meiner Einlieferung ins Krankenhaus, noch vor der Operation, rief ich damals meinen Agenten an. Es war mein erster Aufenthalt überhaupt in einer Klinik und ich war entsprechend angetan – von der Krankenhauskost, die mich an meine Kindergartenzeit erinnerte, von meinem hinten offenen Nachthemd mit Blümchenmuster, vor allem aber von der funktionalen Ästhetik der Gänge und Zimmer. Sie erschien mir wie eine gelungene Mischung aus Bauhaus und überdimensionaler Petrischale.

»Gerd!«, schrie ich begeistert in die graue Plastikmuschel des Kliniktelefons. »Wir müssen ein Buch über Krankenhäuser machen! Allein meine Teetasse, du musst dir unbedingt meine Teetasse ansehen! Oder ist es ein Urinbecher? Ich schick dir mal ein Bild!«

Mein Agent blieb sehr freundlich. Er hatte selbst schon eine Herzoperation hinter sich und wusste deshalb, dass Erstpatienten oft unter manisch-depressiven Schüben leiden, ausgelöst durch salzarmen Reis und Alkoholmangel. Leider habe ich das Buchprojekt nicht weiter verfolgt. Und so wartet die Welt bis heute auf mein Mammutwerk »Schönheit und Funktion – über die Ästhetik deutscher Krankenhäuser und Reha-Kliniken« Trotzdem möchte ich Ihnen ein paar Highlights nicht vorenthalten.

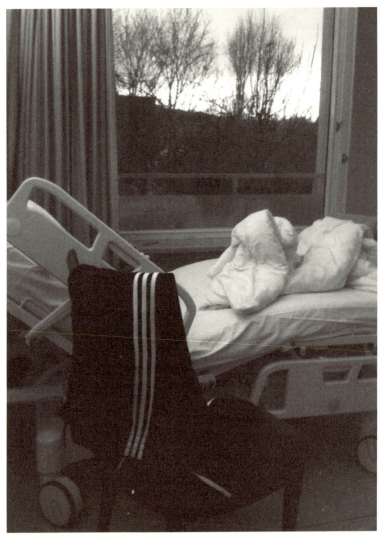

Ein Blick aus dem Fenster hebt an tristen Kliniktagen oft die Stimmung.

# Geschirr

Da das Essen auf der Fahrt zum Patienten nicht auskühlen soll, wird es unter Warmhaltehauben aus Plastik serviert. Dabei legt man Wert auf Recycling und Wiederverwertung. Die Hauben können später (oder auch vorher) als Hundefressnäpfe verwendet werden. Bei den Geschirrfarben dominieren Zahnsteinweiß, Umbra, Grau und Braun. Besonders Letzterer korrespondiert hervorragend mit der bebilderten Aufklärungstafel über Krankenhauskeime, die am Rollwagen befestigt ist.

Ein Schmuckstück ist die Teekanne, auch sie aus Plastik, weiß, mit orangefarbener Borte. Der Deckel hingegen ist braun und achteckig, sodass er sich hervorragend auch als Tankdeckel bei den Marken Opel und Ford einsetzen lässt. Deutsche Wertarbeit durch und durch.

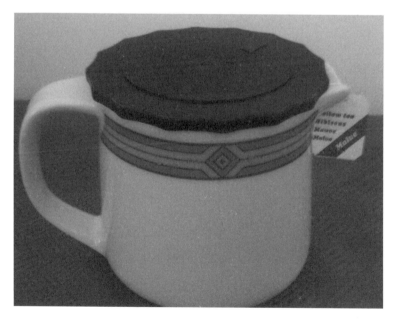

Diese Bad Bichelsteiner Teekanne besticht durch ihre Multifunktionalität. So kann das Oberteil jederzeit auch als Tankdeckel und Schraubenschlüssel eingesetzt werden.

## Böden

Hier legt man in vielen Krankenhäusern Wert darauf, Farben zu wählen, die den menschlichen Ausscheidungen und Körperflüssigkeiten entsprechen. Braun, Gelb, Rot – insgesamt also dumpfe, schwere Farbtöne, die damit auf perfekte Weise mit dem Gefühlszustand der Patienten harmonieren. Als Material verwendet man meist PVC, welches sowohl pflegeleicht als auch geruchsneutral und unverwüstlich ist. Ein Zustand, den sich die Krankenhausdesigner ebenso für ihre Patienten erhoffen.

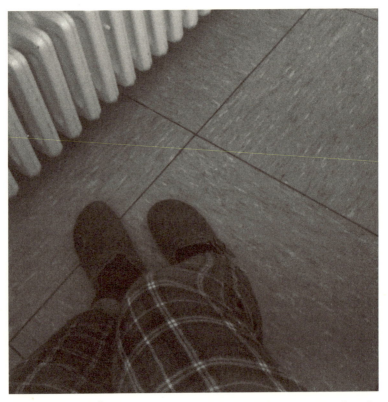

Machen Sie den Ästhetiktest: In guten Reha-Kliniken korrespondiert die Farbe des PVC-Bodens auch mit Ihren Pantoffeln.

## Akustik

Hier möchte ich beispielhaft die Bad Bichelsteiner Cafeteria nennen. Um ein möglichst umfassendes Wir-Gefühl zu erzeugen, wird in Bad Bichelstein auf Nischen und Trennwände komplett verzichtet. Erlaubt sind höchstens Gummibäume und vereinzelte Plastikpalmen. So kommen die Patienten miteinander ins Gespräch und es ist möglich, jeder einzelnen Wortmeldung im ganzen Raum zu folgen. Sollte Musik verwendet werden, empfehlen Raumakustiker eine Endlosschleife von Eros Ramazzotti. So entwickelt sich (zusammen mit den Plastikpalmen) eine mediterran-gesellige Atmosphäre.

## Inneneinrichtung

Hier steht ganz klar das Funktionale im Vordergrund: lange fensterlose Gänge; Rezeptionen, die an Check-in-Schalter im Flughafen erinnern; bunte Pinboards mit den Benachrichtigungen zu den Themen Kardiotraining und Schonkost ... Überhaupt entspricht das Innere von Krankenhäusern doch sehr der Architektur von Flughäfen. Nur dass statt Rollkoffern hier Rollstühle und Krankenbetten durch die Flure geschoben werden. Aber ist nicht auch die Klinik ein Ort des Übergangs, der Reise? Sehen Sie, auch hier haben die Designer zu einer schlüssigen Linie gefunden.

Bad Bichelstein treibt dieses Konzept sogar noch weiter, indem die Patientenzimmer von der Größe her an die Gepäckablage im Flugzeug erinnern.

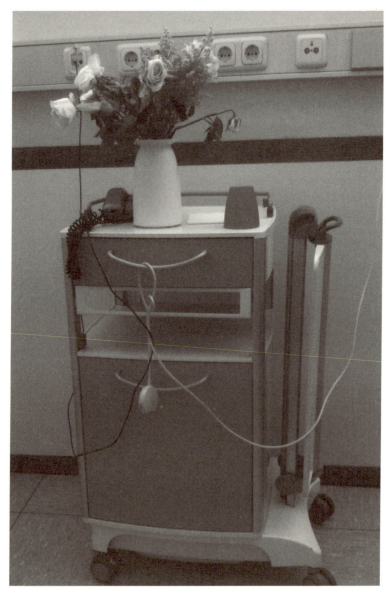

Stillleben »Sterbendes Stiefmütterchen« (aus dem Reha-Abendkurs Fotografie Bypass 1)

# Feel-Good-Nischen

Jedes Krankenhaus hat sie: die kleinen Malls, Boutiquen und Cafés, die zum Schlendern und zum Müßiggang einladen. Hier ist es wichtig, über eine breite Palette an Cremeschnitten, Wurstsalaten und Schokoriegeln zu verfügen, um die harte Schonkost in der Kantine nebenan auszugleichen. Bei den Kleidern empfehlen sich Gardinenstoffe der Größen XL, XXL und XXXL. Auch hier sticht Bad Bichelstein hervor, wo eine Schmuckdesignerin jede Woche ihre neuesten Harlekinanhänger und selbst gehäkelten Badehauben ausstellt. Daneben lockt die gut sortierte Buchhandlung mit Post-, Glückwunsch- und Beileidkarten, Diddelmaustassen, Kugelschreibern mit dem Reha-Logo, Kreuzworträtselheften, Radiergummis, FC-Bayern-Schals, zuckerfreiem Kaugummi sowie einem Buch.

Leider bin ich mit meinem Werk »Schönheit und Funktion – über die Ästhetik deutscher Krankenhäuser und Reha-Kliniken« noch nicht viel weitergekommen. Aber vielleicht haben Sie ja Tipps und Anregungen, gerne auch Farbbilder, die ich verwenden kann.

Vorzugsweise in den Tönen Blutergussblau, Eitergelb und Kackbraun.

# TOUR DE BICHELSTEIN

Zusammen mit Hausmeister-Rolf, Roth-Händle-Luigi und den Oberpfälzern lungern Axel und ich vor dem Bad Bichelsteiner Sportraum herum. Auch Helmut, der Schweiger, ist seit Langem mal wieder dabei, nachdem er die letzten Tage in einer Art katatonischer Starre vor seinem Fernseher verbracht hat. Wir tragen Jogginghosen, ausgewaschene T-Shirts und Handtücher mit dem Kliniklogo. Rolf hat sich zudem ein Stirnband der Kreissparkasse um den Kopf gebunden, was ihn wie eine besonders armselige Version von Rocky IV wirken lässt. Er macht Dehnübungen, Kniebeugen und fühlt von Zeit zu Zeit seinen Puls. Mit anderen Worten, er vermittelt einen etwas überambitionierten Eindruck.

Gemeinsam warten wir auf Herrn Freisinger, der aus seinem Kurzurlaub zurückgekommen ist und uns heute in die Geheimnisse des Ergotrainings einführen wird. Das Ergotraining ist der sportliche Höhepunkt jedes Reha-Aufenthalts! Der Bichelsteiner Super Bowl! Und auch wenn wir es vielleicht nicht alle so zeigen wie Rolf, sind wir doch ein wenig aufgeregt. Viele von uns haben seit Wochen keinen Sport mehr gemacht, manche der Oberpfälzer vermutlich schon seit Jahren nicht. Okay, wir haben mit Suppenbechern jongliert, mit Hula-Hoop-Reifen eine Polonaise getanzt und uns gegenseitig die haarigen Rücken gerieben – aber so richtig Sport gab es eigentlich noch nicht.

Ehrlicherweise hätte ich bis vor Kurzem auch kaum mehr geschafft als Rolltreppefahren, und das auch nur abwärts. Aber nun bin ich schon fast zwei Wochen hier, da kann man schon mal was wagen. Außerdem meinte Frau Dr. Liebsamen, ich sei bereits fit wie ein gesunder Sechzigjähriger. Sie meinte das durchaus aufmunternd.

Herr Freisinger nähert sich uns mit federndem Schritt. In der rechten Hand klimpert der Schlüssel zum Sportraum, er lächelt breit.

»Sodala, dann wollen wir mal«, sagt er. »Meine Herren, treten Sie ein in unser Hightechlabor. Haha, heute fahren wir gemeinsam die Tour de Bichelstein.«

Er öffnet die Tür, und ich blicke auf eine Reihe in die Jahre gekommener Hometrainer, die in einem Halbkreis um ein Pult mit etlichen Knöpfen, Anzeigen und Reglern stehen. Die Luft riecht, als hätte vor uns ein Rudel Affen in die Pedale getreten. Prüfend wischt Herr Freisinger über einen der Fahrradsattel und schüttelt den Kopf.

»Die Vormittagsklappis«, murrt er. »Die werden es wohl nie lernen.« Er dreht sich zu uns um und deutet auf ein paar Kisten Kleenex in einer Ecke. »Bitte immer nach dem Training den Schweiß von Sattel und Griff wischen! Unfallgefahr! Ihre Vorgänger haben das leider unterlassen, also müssen Sie das jetzt machen.«

Wir wienern die Sitze, auf denen sich ein klebriger, nasser Film gebildet hat. Vermutlich sind die Vormittagsklappis vor dem Radfahren noch in der Sauna gewesen, oder sie leiden bereits an Inkontinenz. Schließlich weist Herr Freisinger jedem von uns einen Hometrainer zu und bittet uns, die Sattelhöhe eigenhändig einzustellen. Bei den beiden Größten der Oberpfälzer Daltons reicht die Höhe nicht aus. Sie sehen aus, als würden sie auf einem Kinderdreirad durch die Reha fahren. Manche von uns schwitzen jetzt schon.

»Sodala, wenn wir dann alle so weit sind, werde ich kurz die Regeln erklären«, sagt Herr Freisinger. Er tritt hinter das Pult wie ein Physikprofessor an einen 20 000-Watt-Transformator. »An jedem der Fahrräder befindet sich ein Messgerät, mit dem wir Ihren individuellen Puls überprüfen sowie die Wattzahl einstellen können. Ich möchte Sie jetzt zunächst bitten, mit dem Zeigefinger Ihren Ruhepuls zu messen und in das mitgebrachte Formular einzutragen. Dann beginnen Sie auf mein Zeichen hin, in die Pedale zu treten, wobei Sie langsam ... *Herr Lukowski!!!* Wer hat gesagt, dass es schon losgeht?«

Hausmeister-Rolf ist bereits tief über sein Lenkrad gebeugt, das Gesicht in einer Terminator-Grimasse eingefroren. Er hört auf zu treten und blickt betreten zu Boden. »Verzeihung, ich dachte, ich hätte bereits einen Startschuss gehört.«

»Es gibt hier keinen Startschuss, Herr Lukowski, und das ist auch kein Rennen! Das hier ist ein Kardiotraining!«

»Aber Sie sagten doch Tour de Bichelstein ...«

»Das war ein Witz! Verstehen Sie keinen Witz?! Jeder fährt nur genau mit der Wattzahl, die auf seinem Zettel eingetragen ist. Das entspricht Ihrem jeweiligen Fitnessgrad, alles andere wäre Selbstmord. In einer Tabelle können Sie dann ...«

Herr Freisinger bricht ab, als er sieht, wie die ersten Rennfahrer hektisch ihre Werte vergleichen. Es gehört zu den Urinstinkten jedes Mannes, sei er auch noch so krank, Eigenschaften und Werte in Tabellen einzutragen und sich gegenseitig darin zu messen. Das können Aktienkurse, Fußballtabellen oder Quartettkarten sein – egal, Hauptsache, es gibt ein Oben und ein Unten, einen Gewinner und einen Verlierer.[46] Eben noch waren wir schlappe, untrainierte Herzpatienten, jetzt sind wir knallharte Konkurrenten in der schweißtreibenden Sportart des Kardiotrainings.

Klappen-Axel ist tief enttäuscht, weil bei ihm als Höchstwattzahl eine schlappe 80 eingetragen ist. Ich hingegen glänze mit einer 120. Das Ganze ist umso erfreulicher, weil Axel im richtigen Leben Handball spielt und ich Playstation.

»Hier muss ein Irrtum vorliegen«, murmelt Axel. »Sicher ein Irrtum.«

»Vergiss nicht, du bist Klappe 1«, tröste ich ihn. »In Klappe 1 ist 80 bestimmt ein Spitzenwert.«

»80 ist ein Scheißwert. Schau, selbst Luigi hat 100. Und das einzige Pedal, das der kennt, ist das Gaspedal seines Lasters.«

Axel deutet auf Roth-Händle-Luigi, der bereits im Leerlauf tritt und dabei so ehrgeizig blickt wie ein gedopter Marco Pantani.

»Vergessen Sie nicht, ich sehe auf dem Pult Ihre Pulszahl«, mahnt Herr Freisinger. »Wenn sie ein gesundes Maß überschreitet, ist das

---

[46] Siehe dazu auch den ewig männlichen Kampfruf »PS 750, sticht!«. Ehemalige Formel-1-Quartett-Spieler wissen, was ich meine.

Kardiotraining für denjenigen beendet. Wir wollen ja nichts riskieren. Also los, Sie können *jetzt* treten!«

Sofort beginnt ein wildes Getrete, wobei jeder versucht, möglichst ruhig und unbeteiligt dabei zu wirken. Das gelingt nur bedingt. Schon nach wenigen Minuten röcheln die Oberpfälzer wie Sterbende, auf Luigis Stirn zeigen sich erste Schweißtropfen. Axel und ich halten gut mit. Neben uns kurbelt Rolf, als gäbe es kein Morgen mehr.

»Herr Lukowski!«, schimpft Herr Freisinger. »Sie fahren bereits im roten Bereich. Ich möchte Sie bitten, langsamer zu fahren. Schließlich wollen wir doch alle auf unsere 30 Minuten kommen.«

Ich zucke zusammen. *30 Minuten?!* Warum hat Herr Freisinger das nicht vorher gesagt? Wer konnte ahnen, dass das hier ein Langstreckenrennen wird? Auch Hausmeister-Rolf scheint mittlerweile klar zu werden, dass er sein Tempo unmöglich durchhalten kann. Er tritt langsamer, wobei er bereits ein wenig blass um die Nase aussieht.

»Herr Freisinger«, meldet sich Axel und hebt die Hand. »Ich fühle mich eigentlich ganz gut. Meinen Sie, ich könnte auf 100 erhöhen?«

Unser Trainer schaut prüfend auf das Pult und nickt. »Hm, Herr Ringel, Ihr Puls ist wirklich einwandfrei. Ich glaube, wir können es wagen.«

Er tippt den neuen Wert ein, und Axel wirft mir ein triumphierendes Lächeln zu. Ich zucke mit den Schultern. Pah, 100! Was glaubt er eigentlich, wer er ist? Lance Armstrong auf Ecstasy? Wobei ich gestehen muss, dass die bei mir eingestellten 120 Watt langsam ihren Tribut fordern. Ich blicke auf die Uhr, die über dem Pult hängt und deren Zeiger sich nur seeeehr lang voranbewegt. Noch fünfzehn Minuten!

Unter den Oberpfälzern gibt es nun die ersten Ausfälle. Drei von ihnen liegen schnaufend auf den Gummimatten im hinteren Teil des Raums und fächeln sich Luft zu. Ich frage mich, wer später die Schweißpfützen wegwischt. Auch Roth-Händle-Luigi gibt mit der Hand zu verstehen, dass das Rennen für ihn gelaufen ist. Er rutscht keuchend vom Sattel und vergräbt das von Qualen gezeichnete Gesicht in seinem Handtuch, als wäre es das Turiner Grabtuch. Nach weiteren fünf Minuten sind nur noch Axel, Helmut, Rolf und ich im Rennen.

»Wenn Sie nicht mehr wollen, können Sie jetzt gerne aufhören«, sagt Herr Freisinger und blickt auf die Uhr »Es sind ohnehin nur noch ein paar Minuten. Für das erste Mal war das wirklich schon sehr gut. Wie gesagt, Sie können aufhören. Hallo, hört mich jemand?«

Schweigend treten wir weiter in die Pedale, den Kopf nach unten geneigt wie bockige Stiere bei der Zuchtschau. Nun gibt es kein Zurück mehr. Dies hier ist ein Rennen auf Leben und Tod! Verstohlen sehe ich hinüber zu Axel, dessen triumphierendes Lächeln mittlerweile reichlich verkrampft wirkt. Ha, 100 Watt! Ich sag nur, Schuster, bleib bei deinen Leisten. Man sollte eben wissen, wie weit man mit einer rekonstruierten Herzklappe gehen kann.

Etwas piepst im Sekundentakt, und Herr Freisinger blickt zuerst besorgt aufs Pult und dann hinüber zu Hausmeister-Rolf.

»Herr Lukowski? Herr Lukowski?! Geht's Ihnen nicht gut?«

Rolf geht es gar nicht gut. Das Schweißband ist ihm nach unten über die Augen gerutscht, er keucht wie ein Asthmatiker, schließlich kippt er langsam zur Seite.

*»Herr Lukowski!!!«*

Hastig steigen Axel und ich von unseren Hometrainern ab, wobei ich ein gewisses Gefühl der Erleichterung nicht verleugnen kann. Gemeinsam mit Herrn Freisinger eilen wir auf das Häufchen Elend namens Rolf zu, das dort in einer Lache Schweiß liegt. Herr Freisinger misst Hausmeister-Rolf den Puls. Er liegt bei 180, der Atem geht stoßweise und pfeifend wie bei einer Lok. Wie von der Tarantel gestochen springt unser Trainer auf und ruft nach einem Arzt. Wir anderen bilden einen Ring um Rolf und reden ihm gut zu.

Alle, bis auf Helmut, den Schweiger.

Helmut, das Bad Bichelsteiner Mysterium, der Guru vom See, der Lagerist und Philosoph, sitzt noch immer auf seinem Ergometer und tritt gelassen in die Pedale. Kein einziges Schweißtröpfchen ziert seine Stirn, sein Atem geht ruhig wie der eines schlafenden Buddha.

Er hat das Rennen eindeutig gewonnen.

# HYPOCHONDER UND ANDERE ARTEN

Hausmeister-Rolf ist von uns gegangen, und wir alle trauern um ihn. Nach dem Vorfall auf dem Hometrainer ist er wegen neuer Herzrhythmusstörungen in eine Münchner Klinik eingeliefert worden. Wir werden Rolf vermissen. Wer wird uns jetzt geschmacklose Herrenwitze in der Bichelsteiner Kantine erzählen? Von wem erfahre ich nun die brandheißen Neuigkeiten der jährlichen Caravan- und Bootsmesse? Wer außer Rolf schafft es, unseren Kardiotrainer Herrn Freisinger an die Abgründe eines Infarkts zu bringen?

Auch Venen-Elli und Hans, der schwarzhäutige Schweiger und Seelenbruder von Helmut, sind nicht mehr unter uns. Nach drei Wochen Aufenthalt in Bad Bichelstein hat die Reha-Klinik sie eiskalt entlassen. Andere rückten an ihre Stelle, ein älterer Franke mit zwei Stents und einem Bypass, der noch sehr verschreckt wirkt, und ein breit gebauter Metzger, der Stein und Bein schwört, dass fettes Schweinefleisch nicht die Adern verkalkt (»Das ist eine Lüge von diesen amerikanischen Pharmafirmen! Die wollen uns doch nur ihre teuren Cholesterinsenker verkaufen! Ich hab da was im Internet gelesen!«)

Später erzählt er mir, dass er schon zum dritten Mal, nun mit dem dritten Bypass, hier ist. Er heißt Alfred und ist ein echtes Original, der noch dazu sein Geheimrezept für die besten Münchner Weißwürste ausplaudert.[47] Trotzdem – Hausmeister-Rolf kann er nicht ersetzen.

---

[47] Zumindest hier muss ich Metzger-Alfred recht geben. Münchner Weißwürste sind überaus gesund, vitaminreich, kalorienarm und werden von führenden deutschen Kardiologen empfohlen. Es gibt dazu auch eine Studie. Ich finde sie nur gerade nicht.

Für viele Reha-Patienten ist so eine Entlassung ein echter Schock. Eben noch waren sie geborgen im Schoß der Familie, konnten mit ihresgleichen Karten spielen und über Fußball fachsimpeln, bekamen kostenlose Massagen und ein straffes Freizeitprogramm, und nun geht es heim zur nörgelnden Alten und den Kindern, die mal wieder mehr Taschengeld wollen und sich einen neuen, noch größeren Flachbildschirm wünschen.

Ein Arzt erzählte mir mal, schätzungsweise nur die Hälfte der Reha-Patienten verstünden überhaupt, warum sie in der Reha seien. Von den übrigen fünfzig Prozent würden nur fünfzehn Prozent ihre Lebensumstände nach dem Aufenthalt nachhaltig verändern.

Um uns aufzuklären und auf ein Leben nach dem Infarkt vorzubereiten, gibt es die Informationsveranstaltungen, die fast täglich in Bad Bichelstein stattfinden. Die meisten von ihnen sind verpflichtend; wie in der Schule muss man sich eine Unterschrift beim Vortragenden abholen. Aber viele Patienten gehen ohnehin freiwillig.

Da das Bad Bichelsteiner Unterhaltungsangebot meist nicht sonderlich prickelnd ist, nutzen sie die Veranstaltungen, um mal wieder durch die Gänge zu schlurfen und den Kumpels von Klappe 1 oder Bypass 2 Guten Tag zu sagen. Man ist eben froh über jede Abwechslung, und sei es nur der Vortrag »Cholesterinarmes Essen nach dem Reha-Aufenthalt (mit den neuesten Rezepten von unserer Bad Bichelsteiner Kantinenköchin und Ernährungsexpertin Emilia Langgassinger!)«.

Unter den Teilnehmern bei den Vorträgen gibt es, wie ich herausgefunden habe, vier Gruppen. Die erste Gruppe sind die Neulinge. Sie lauschen gebannt den Worten des vortragenden Arztes, saugen jede einzelne Information auf und fassen sich in regelmäßigen Abständen ans Herz, um zu überprüfen, ob es noch schlägt.

Die zweite Gruppe sind die Hypochonder, die einem wirklich den letzten Nerv kosten können. Sie haben sich intensiv im Internet mit ihrer Krankheit beschäftigt und löchern den Redner mit den seltsamsten Fragen. Ein Gespräch zwischen einem Hypochonder und dem vortragenden Arzt läuft in etwa so ab.

Hypochonder: »Mein LDL liegt bei 113, also eigentlich ganz okay. Nun ist mein HDL aber leider unter 40, und das bei einem Blutdruck von 180 zu 90! Tja, und ich spüre auch ganz deutlich so ein Ziehen im linken Arm. Es ist doch immer der linke Arm, der beim Infarkt zieht, oder? Kann es nicht auch mal der rechte sein?«

Arzt: »Äh, nun, diese Schmerzen können ganz unterschiedliche Gründe haben. Haben Sie vielleicht die entsprechende Muskelpartie zu stark belastet? Vielleicht in der Gymnastikstunde ...«

Hypochonder: »Oh mein Gott, jetzt wo Sie es sagen! Ich habe gestern mit der linken Hand den Ball im Suppenbecher aufgefangen. Sogar mehrmals! Herr Doktor, wie lange habe ich noch?!«

Arzt: »Jetzt beruhigen Sie sich erst mal ...«

Hypochonder (kreidebleich, fasst sich an die Halsschlagader): »Ha, ich fühle meinen Puls, der rast!!!«

Arzt: »Ich glaube kaum, dass das Ihr Puls ist, den Sie da fühlen. Ich meine, Sie tragen einen Wollschal und eine Jacke darüber ...«

Hypochonder: »Aber wenn es nicht der Puls ist, was ist es dann???!!! Spastische Zuckungen?! Ich habe in einem Blog gelesen, dass Zuckungen vor einem Infarkt ...«

Arzt: »Äh, ich sehe, der Herr dort hinten hat auch eine Wortmeldung. Ja, bitte?«

Dann gibt es die große Gruppe der Reha-Profis, zu der mittlerweile auch ich gehöre. Wir haben jeden Vortrag mindestens schon dreimal gehört und können die bekanntesten Stellen mitsprechen. Aus Höflichkeit stellen wir gelegentlich die eine oder andere Frage, starren auf die unscharfen Diabilder und Diagramme und versinken sonst in Lethargie. Am Anfang habe ich noch eifrig mitgeschrieben, bis ich merkte, dass es von jedem Vortrag handkopierte Zettel gibt. Mittlerweile stapeln sich diese Zettel in meinem Zimmer und werden von meiner Tochter als Schmierpapier verwendet. Besonders gut gefallen ihr dabei die Trimm-dich-Männchen aus den Siebzigern, die das eine oder andere Blatt zieren.

Die letzte Gruppe ist diejenige, die bis jetzt nicht kapiert hat, was dieser ganze Zirkus hier eigentlich soll. Dazu gehört beispielsweise auch Roth-Händle-Luigi, den ich regelmäßig beim heimlichen Rauchen im Kurpark treffe. Er winkt mir dann immer grinsend zu, als hätte ich ihn gerade beim Äpfelklauen erwischt. Mittlerweile ist er wieder bei eineinhalb Schachteln am Tag. Nächste Woche kommt er raus. Dann wird er in seinen Laster steigen, runter nach Rom oder Neapel brettern und vermutlich den nächsten Infarkt erleiden. Ich hoffe nur, dass es ihn nicht bei 160 Stundenkilometern auf der Autobahn erwischt, wo ihm viele bislang noch sehr gesunde Autofahrer entgegenkommen. Eigentlich wäre es nur gerecht, wenn Luigi Organspender wäre. Aber auf der anderen Seite – wer will schon Luigis Organe? Höchstens die medizinische Fakultät, und zwar in Alkohol eingelegt, als Studienpräparate.

Ich wünsche Luigi auf alle Fälle alles Gute. In diesem und im nächsten Leben.

# HORRORSHOW

Obwohl es Samstag ist und damit »Sportschau«-Tag, haben Axel und ich beschlossen, die heutige Informationsveranstaltung zu besuchen. Sie ist nicht verpflichtend, aber sie verspricht einigen Nervenkitzel. Ihr Titel: »Schmerzen im Thoraxbereich nach der Herz-OP«. Das ist ein Thema, bei dem wir zwei hundertprozentig mitreden können.

Gleich als wir den Raum betreten, merken wir, dass es heute spannend wird. Auf dem Tisch in der Mitte liegt das Modell eines knöchernen Brustkorbs. Offenbar haben wir uns in der Uhrzeit vertan, der Vortrag hat bereits angefangen. Frau Dr. Liebsamen, wie immer im obligatorischen weißen Kittel, weist uns lächelnd die letzten freien Sitze zu.

»Setzen Sie sich, meine Herren. Es freut mich, dass Sie Zeit gefunden haben. Ich bin mir sicher, Ihr Brustkorb wird es Ihnen danken.«

Sie wendet sich wieder den rund zwanzig überwiegend männlichen Patienten zu, die gebannt auf den Plastikthorax starren. Jetzt erst erkenne ich, dass der Thorax in der Mitte aufgeschnitten und nur durch Drähte verbunden ist. Ich muss unweigerlich an einen gefüllten Truthahn denken.

»Wir waren gerade dabei, über die Klammern zu reden, die Ihren Brustkorb nach der OP wieder zusammenhalten«, fährt Frau Dr. Liebsamen fort. »Sie sind aus Metall und werden nur in den seltensten Fällen wieder herausgenommen. Betrachten Sie sie also als gute Kumpels. Spätestens bei der nächsten Kontrolle am Flughafen werden Sie sich bei Ihnen melden.«

Keiner lacht. Alle tasten nur nervös ihre Wundnaht ab, die vom oberen Brustbein bis zum Bauch läuft. Später wird hier eine Narbe entstehen, die uns alle ein Leben lang als körperlich defekt kennzeichnet. Frau Dr. Liebsamen zuckt mit den Schultern. Offenbar hat sie nun verstanden, dass Herzpatientenwitze heute nicht ziehen. Monoton macht sie in ihrem Vortrag weiter.

»Vermeiden Sie bitte in den nächsten Wochen sämtliche Dreh- und Querbewegungen mit dem Oberkörper. Arbeiten Sie nicht über dem Kopf, heben Sie nichts über zehn Kilogramm und hängen Sie auf gar keinen Fall Wäsche oder Gardinen auf.«

Das sind nun Aussichten, die gar nicht so unattraktiv sind. Allerdings weiß ich aus Erfahrung, wie schnell so ein Brustkorb anfängt zu pieksen. Wenn Axel und ich uns ärgern wollen, bringen wir uns immer gegenseitig zum Lachen – nur um uns kurz darauf vor Schmerzen zu krümmen. Für Uneingeweihte ein sehr merkwürdiges Bild.

»In den nächsten Wochen werden Sie, selbst wenn Sie all dies beachten, trotzdem Schmerzen haben«, sagt die Ärztin gerade, als hätte sie meine Gedanken gelesen. »Einige der Schmerzen werden vielleicht Ihr ganzes Leben lang bleiben. Das hat mit den Nervensträngen zu tun, die quer über Ihren Brustkorb verlaufen. Aber ich habe auch eine gute Nachricht.« Frau Dr. Liebsamen lächelt nun zum ersten Mal, und wir alle lauschen gebannt. Die Stille ähnelt jetzt der eines Gottesdienstes am Karfreitag.

»Nun, wichtig ist, dass Sie wissen, dass es sich bei diesen Schmerzen *nicht* um einen drohenden Infarkt handelt. Der fühlt sich nämlich eher so an, als würde ein zwei Zentner schwerer Sandsack auf Ihnen liegen, verbunden mit Erstickungsgefühlen und echter Todesangst. Nur in *diesem* Fall sollten Sie in der nächsten Stunde das Krankenhaus aufsuchen. In der ersten Stunde können die meisten Infarktpatienten noch gerettet werden. Danach wird es kritisch.«

He, das ist doch mal super! Ich habe mir eine Krankheit ausgesucht, bei der es gleich zwei Arten von Schmerzen gibt: echt fiese und ziemlich tödliche. Neben mit stöhnt unser neuer Tischnachbar, der ältere Franke, und greift sich an die Brust. Offenbar war er noch nicht im Vortrag »Cholesterinarme Küche in Bad Bichelstein«. Sonst wüsste er, was echte Qual ist.

»Wie ... wie fühle ich denn, ob diese Klammern halten?«, möchte der Franke nun wissen. »Ich meine, vielleicht habe ich ja schon eine falsche Bewegung gemacht und sie sind gerissen ...«

»Oh, das würden Sie merken«, sagt unsere Überbringerin schlechter und sehr schlechter Nachrichten. »Es gibt dann ein sehr hässliches, knirschendes Geräusch. Und die Schmerzen sind so schlimm, dass sie auch mit Medikamenten nicht gelindert werden können. Außerdem muss der Brustkorb erneut operativ geöffnet werden. Danach können Sie sich erst mal gar nicht mehr bewegen.«

Manche der Zuhörer, darunter auch die turmhohen Oberpfälzer, sind nun blass wie die Klinikwand. Nur Metzger-Alfred scheint noch nicht überzeugt. Offenbar lässt er sich nur ungern was von studierten Frauen in weißen Kitteln sagen.

»Ich meine, das kommt doch ganz darauf an, wie jemand gebaut ist«, brummt er. »Bei einem Hänfling mag das ja stimmen, aber bei unsereins ...«

»Ich will Ihnen eine Geschichte erzählen« unterbricht ihn Frau Dr. Liebsamen. »Wir hatten hier vor einigen Jahren mal einen Maurer, ein kräftiger Kerl, wog bestimmt über zwei Zentner, die Konstitution von einem Pferd. Er kam nach drei Wochen wieder raus und hielt es für eine gute Idee, gleich wieder auf dem Bau zu arbeiten. Er hob also seine mit Zement gefüllte, zweihundert Pfund schwere Schubkarre und es passierte Folgendes ...« Frau Dr. Liebsamen geht hinüber zum Brustkorbmodell und reißt die Klammern ab, eine nach der anderen. Sie lösen sich mit einem klickenden Geräusch, *plingplingpling*, und fallen einzeln zu Boden.

»Sie müssen sich das vorstellen wie bei einem Reißverschluss, nur größer und vor allem weitaus schmerzhafter«, sagt die Ärztin, wobei sie Metzger-Alfred mit stechendem Blick fixiert. »Tja, leider lässt sich ein menschlicher Körper eben nicht mehr so leicht zusammenflicken wie eine Jacke. Was soll ich sagen? Der Mann hat nie wieder auf dem Bau gearbeitet. Ehrlich gesagt, weiß ich nicht, ob er *überhaupt* je wieder gearbeitet hat.«

Alfred schluckt hörbar, ein leises Stöhnen aus Dutzenden von Kehlen geht durch den Raum.

Spätestens jetzt hat Frau Dr. Liebsamen unsere vollste Aufmerksamkeit.

# DIE EINE SACHE

Es ist jetzt an der Zeit, endlich das Kapitel zu schreiben, auf das vermutlich viele Leser gewartet haben. Ich habe es absichtlich recht weit nach hinten gestellt, damit die Spannung sich bis ins Unermessliche steigert. Es geht um nichts Geringeres als ...
*Sex.*
Und jetzt noch mal in Großbuchstaben: SEX!!![48]
Bei den unzähligen Bichelsteiner Informationsveranstaltungen tauchte mindestens einmal eine Frage zu diesem heiklen Thema auf. Die beliebtesten Fragen waren ...

- ⇨ Muss ich in Zukunft beim Beischlaf Angst vor einem Infarkt haben?
- ⇨ Welche Stellung ist die gesündeste?
- ⇨ Machen Betablocker impotent?
- ⇨ Gibt es Viagra für Herzpatienten auf Rezept?
- ⇨ Wann darf ich wieder Sex haben?
- ⇨ Darf ich jetzt schon wieder Sex haben?
- ⇨ Vielleicht sogar mit Ihnen, Frau Doktor?

Zunächst einmal vorweg: Die körperliche Anstrengung beim Sex entspricht ungefähr der Anstrengung, zwei Stockwerke Treppen zu steigen. Bei manchen Paaren ist auch der Unterhaltungswert der gleiche. Wenn Sie also noch die Treppe hochkommen, brauchen

---

[48] Mein Verleger meinte, je öfter ich das Wort »Sex« unterbringe, umso besser verkauft sich das Buch. Er schlug auch Hundebabys und den Song »I'm Dreaming of a white Christmas« vor, aber die zwei Themen krieg ich bloß in dieser Fußnote unter.

Sie sich eigentlich keine Sorgen zu machen, ob's im Bett noch läuft. Eine deutsche Langzeitstudie belegt, dass nur ein Bruchteil von Infarktpatienten kurz vor der Herzattacke Sex hatte. Weniger als ein Prozent aller plötzlichen Herztodesfälle ereignet sich während des Geschlechtsakts. Und seien wir doch mal ehrlich: Es gibt schlimmere Arten zu sterben. Auch wenn der sogenannte »mors in coitu« vielleicht ein bisschen peinlich ist.

Vom dänischen König Frederik VIII. heißt es, er habe 1912 in einem Hamburger Bordell einen Herzinfarkt erlitten. Laut Legende schleppten ein paar mitleidige Huren den sterbenden Monarchen noch auf den Gänsemarkt, um ihm die Schmach zu ersparen. Leider ist nicht überliefert, mit wie vielen Frauen sich Frederik zeitgleich einließ. Es wäre für die Herzforschung sehr erhellend gewesen. Für die tiefreligiöse Ehefrau Königin Louise muss es so oder so ein Schock gewesen sein.

Für passionierte Fremdgeher sieht es ohnehin gefährlicher aus als für langweilige Paarpopper. Laut einer weiteren Studie ereignen sich über 50 Prozent der Sextodesfälle nämlich bei außerehelichem Geschlechtsverkehr, nur 25 Prozent beim eigenen Ehepartner.[49] Unklar bleibt für mich, ob dies auch die Fälle einschließt, in denen der Nebenbuhler vom gehörnten Ehemann erschossen wird – was ja in den USA durchaus öfter vorkommen soll.

Die gute Nachricht: Eine andere Studie verspricht Männern, die mindestens zweimal die Woche in ihrer Partnerschaft Sex haben, ein niedrigeres Herzinfarktrisiko als konsequenten Sexmuffeln. Ich finde übrigens, man sollte sich aus Studien immer nur das herausnehmen, was einem gerade in den Kram passt. Alles andere ist nur deprimierend.

Wenn der Thorax nicht übermäßig belastet wird, ist Sex bereits wenige Wochen nach der Operation wieder möglich. Was die gesündeste Stellung dabei angeht, lautet allerdings mein Rat: gerade am

---

[49] Der traurige Rest stirbt übrigens bei der Selbstbefriedigung. Auf dem Ranking der lächerlichen Todesarten steht »mors in masturbatio« für mich ziemlich weit oben.

Anfang keine Stellungen, die an Nahkampf erinnern! Nicht empfehlenswert sind deshalb die Positionen »Zange«, »Rossantilope«, »Elefant« und »Großer Wagen«. Besser geeignet ist hingegen die Stellung »Ruhige Kugel«, bei der ich schon den Namen urgemütlich finde.[50]

Ob Betablocker impotent machen, ist umstritten. Wer sich in den Dschungel des Internets begibt, wird jedoch feststellen, dass Betablocker für so ziemlich alles verantwortlich gemacht werden außer 9/11 und den Vietnamkrieg. Ich selber spürte eigentlich keine Nebenwirkungen außer einer gewissen Gelassenheit, die ja nicht das Schlechteste sein muss. Stellen Sie sich also einfach Sex unter bedröhnten, aber sehr glücklichen Hippies vor, dann bekommen Sie eine Ahnung davon, was ich meine.

Ich selber bekam Betablocker übrigens mal lange vor meinen Herzproblemen empfohlen, als ich mich in einigen Redaktionssitzungen beim Bayerischen Fernsehen furchtbar aufregen musste.[51] Ich nahm eine halbe Tablette, offenbar in einer stärkeren Dosis, und erlebte die gelassenste Sitzung aller Zeiten. Stoisch nickte ich alles ab, mein Blutdruck befand sich etwa in Kniehöhe, die dümmsten Vorschläge und Wortmeldungen rangen mir höchstens ein Lächeln ab. Ein durchaus interessantes Erlebnis, das ich allerdings nicht wiederholen möchte – ganz einfach deshalb, weil es nicht meinem Charakter entspricht. Offenbar rege ich mich gern auf.

Was Viagra angeht, möchte ich Ihnen abschließend folgende Geschichte erzählen:

Vor vielen Jahren hatte mein Vater einige Probepackungen Viagra zu Hause herumliegen. Ich nahm ein paar heimlich mit zu mir, vergaß sie aber schnell wieder. Dummerweise fielen sie mir genau an dem Tag wieder ein, als meine damalige Freundin und jetzt heiß geliebte Ehefrau zur Apotheke ging, um sich einen Schwangerschaftsteststreifen zu besorgen. Ich dachte, es sei eine gute Idee, das Zeug

---

[50] Aaahhh, ich habe Sie neugierig gemacht ...? Sie brauchen Bildchen? Tststs ... dann schauen Sie mal auf www.ehetreff.de, wo auch ich recherchiert habe. Aber achten Sie auf Ihren Blutdruck.

[51] Sie mögen es nicht glauben, aber das geht.

genau jetzt auszuprobieren, und warf eine Pille ein. Meine Freundin kam von der Apotheke zurück mit der für uns beide aufwühlenden Nachricht, dass wir Eltern werden würden – und zwar zum ersten Mal.

Es gibt im Leben eines Paares Augenblicke, da ist Sex nicht so wichtig. Zum Beispiel beim Betrachten eines positiven Teststreifens. Da sollte man sich an den Händen halten, über die Zukunft nachdenken; darüber, wie sich das Leben mit einem Kind verändert, dass man nun wohl zusammenziehen wird, wie man zueinander steht, ob es ein Junge oder ein Mädchen wird, in welcher Farbe man das Kinderzimmer streicht, solche Dinge eben ... Vor allem Frauen ist so etwas sehr, sehr wichtig.

Tja, bloß dummerweise hatte ich Viagra genommen.

Um es kurz zu machen: Es wirkt.

# DOMINA STEFANIE

Nur noch eine Woche! Ich kann es gar nicht fassen, dass ich nun wirklich bald diese Idylle hinter mir lassen werde und damit auch viele neu gewonnene Freunde. Nun, zumindest mit Axel werde ich mich sicher noch öfter treffen. Wir haben beschlossen, eine kleine exquisite Kardiogruppe in München-Schwabing aufzumachen, mit nur zwei Teilnehmern und echtem Augustiner Bier.

Besonders stolz bin ich, dass ich Frau Dr. Liebsamen mittlerweile fast alle therapeutischen Anwendungen ausgeredet habe. Sie hatte mir einfach nicht schlüssig erklären können, inwieweit sich Frühsport mit Oberpfälzern und Ballspiele mit Suppenbechern positiv auf meinen Heilungsprozess auswirken.

»Also gut«, sagte sie erst gestern seufzend bei der Visite. »Wenn Ihnen dann nicht zu langweilig wird, streichen wir halt auch den Frühsport.« Sie sah auf ihren Zettel. »Bleiben also nur Ergotraining, Autogenes Training und Massage.«

Ich nickte, während ich mir im Geiste schon mal einige Argumente zusammenklaubte, wie ich demnächst auch noch Ergotraining und Autogenes Training wegbekommen würde. Ich habe mir nämlich das Ziel gesetzt, der erste Reha-Patient zu sein, der als einzige Anwendung nur noch Massage verschrieben bekommt – Massage-Reha sozusagen.

Ich muss dazu sagen, dass ich ein echter Massagefreak bin, am liebsten die knallharte Thai-Massage, bei der der Masseur wie ein Judokämpfer auf deinem Rücken herumturnt. Vermutlich hat das damit zu tun, dass ich sehr viel Zeit im Sitzen verbringe. Außerdem kann ich erstaunlich gut nachdenken, wenn gleichzeitig Knochen knacken und eine thailändische Version vom »Titanic«-Song in einer

Endlosschleife ertönt. Und danach ein Tässchen Jasmintee auf der Seidenchaiselongue ...

In Bad Bichelstein gibt es leider keine Thai-Massage und auch keinen Jasmintee und keine Seidenchaiselongue, dafür aber Stefanie.

Stefanie ist von der Ausbildung her Krankengymnastin. Ich vermute jedoch, dass sie früher im ostdeutschen Kader als Ringerin tätig war. Sie ist ungefähr fünfzig, hat das Kreuz eines Oberpfälzer Traktorfahrers, einen süßen Oberlippenflaum und betreibt Massage, als würde sie ein Haus einreißen. Vielleicht hat sie auch das, neben dem Ringen, früher mal gemacht.

Ich liebe Stefanie!

Natürlich muss man in Bad Bichelstein Abstriche beim Ambiente machen. Der Weg zu Stefanie führt über einen grau gekachelten Flur, vorbei am Bichelsteiner Schwimmbad, wo um die Morgenzeit meist ein halbes Dutzend Rentnerinnen mit Blümchenhauben gerade Aquagymnastik betreibt.

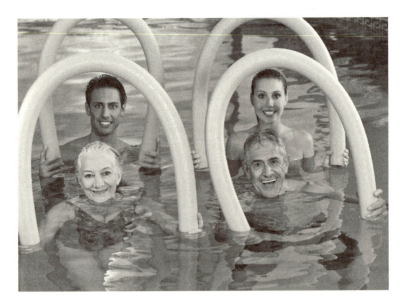

Reha-Gymnastikspaß für jung, alt, sehr alt und scheintot. In Bad Bichelstein auf Wunsch auch mit Hula-Hoop-Reifen und Suppenbechern.

Danach betritt man eine Halle, die wie ein Großraumbüro mit Stellwänden in kleine Parzellen unterteilt ist. Aus jeder dieser Parzellen dringen klatschende Geräusche, Stöhnen, Laute des Entzückens – und gelegentlich auch eine Flatulenz, weil vor allem ältere Herren das Thema Entspannung gerne ganzheitlich betrachten.

Stefanie erwartet mich mit verschränkten Armen und diesem strengen, gelangweilten Gesicht, das ich so an ihr mag. Niemals würde ich sie Steffi nennen, das passt einfach nicht zu ihr.

»Oberkörper frei und hinsetzen!«, befiehlt sie und deutet auf den Schemel in ihrer Nische.

Ich gehorche auf der Stelle. Immerhin haben wir nur kostbare zwanzig Minuten zusammen, dann wird ein anderer Mann von ihr glücklich gemacht.

Wegen meiner Operationswunde erfolgt die Massage im Sitzen. Stefanie beginnt meine verspannten Rückenmuskeln zu kneten. Es knackt, es knirscht, und ich verdrehe die Augen wie ein Sterbender – eine Mischung aus Schmerz und Lust. Auch ich muss nun leise stöhnen.

»Gut so?«, knurrt Stefanie.

»Hrrmpf«, antworte ich. Mehr bekomme ich nicht heraus.

Sie fasst mein Grunzen als Zustimmung auf und knetet noch fester. Nun betrete ich die neun Kammern des Schmerzes, jeder einzelne Muskel wird von ihr gründlich bearbeitet. Ein kurzes Wimmern entfährt mir, und ich verkneife mir die Tränen. Es ist großartig!

Ich habe Axel schon mehrmals von Stefanie vorgeschwärmt, und er ist dann immer ein bisschen neidisch. Er selbst ist bei Eva, einem jungen verschreckten Reh. Außerdem bekommt er als Klappenpatient, aus welchem Grund auch immer, keine Massage, sondern nur Manuelle Lymphdrainage. Bei der Lymphdrainage werden die Muskelpartien eher gestreichelt als massiert. Für mich ist das in etwa so, als würde man versuchen, einen kaputten Staudamm mit Heftpflastern abzudichten. Axel betont immer, dass Eva dafür sehr, sehr nett sei. Okay, nett ist Stefanie nun wirklich nicht. Aber Nett ist auch der kleine Bruder von Langweilig und Wirkungslos.

Ich möchte an dieser Stelle betonen, dass ich keinerlei erotische Gefühle für Stefanie hege. Alles andere wäre auch reichlich absonderlich.

Meine Liebe zu ihr ist rein platonisch. Überhaupt bin ich beim Thema Massage ein eher verkrampfter Typ. Vor etlichen Jahren filmte ich mal für das Bayerische Fernsehen in Vietnam. Am letzten Abend entdeckte ich in meinem Hotelzimmer einen, wie ich fand, unverfänglichen Prospekt, der Folgendes versprach:

»After a hard day of work or a long flight enjoy our delicate massage in one of our wellness-rooms.«

Als unschuldiges Landei begab ich mich in einen dieser Wellness-Rooms im obersten Stockwerk und bekam eine Massage, bei der Stück für Stück klar wurde, was mit dem »delicate« eigentlich gemeint war. Als die Hand der Masseurin immer mehr an meinen Schambereich heranrückte und ein Versehen nicht mehr ausgeschlossen war, entspann sich folgender denkwürdiger Dialog zwischen zwei Kulturen.

Ich: »Please stop!«

Sie *(verführerisch):* »But why?«

Ich *(verzweifelt):* »I've got wife and children!«

Sie: »Hihi, but your wife's not there. Now turn over.« *(greift zum Limonenöl)*

Ich sprang von der Liege auf, gab ihr unverschämt viel Trinkgeld und verbarrikadierte mich in der ausgeschalteten Sauna, bis die Luft wieder rein war.

So etwas kann einem bei Stefanie in Bad Bichelstein nicht passieren.

Mittlerweile ist Stefanie im Nacken angekommen. Es knackt, als würde sie mir das Genick brechen. Doch ich weiß: Hinter dem Schmerzenstal beginnt das Land der Entspannung und des Schlafs. Stefanie ist nämlich die Einzige, die es schafft, dass mich mein Brustkorb nicht allzu sehr in der Nacht plagt. Nach ihrer Massage kann ich fast immer durchschlafen. Leider darf ich nicht täglich zu ihr, sondern nur zweimal die Woche. Ich habe schon versucht, bei Frau Dr. Liebsamen dreimal »Frühgymnastik Bypass 2« gegen eine »Massage Stefanie« einzutauschen. Leider ist sie nicht darauf eingegangen.

»Fertig«, sagt Stefanie plötzlich und klatscht mir ein letztes Mal auf den Rücken. Ich zucke zusammen. Kann das sein? Sind die zwanzig Minuten etwa schon wieder um?

»Aber ich habe da noch so ein Zwicken rechts«, reklamiere ich jammernd, auch wenn ich weiß, dass es zwecklos ist. »Vielleicht noch zwei Minuten ...? Bitte! Ich weiß, ich bin nur Kassenpatient, aber ...«

»Raus jetzt.«

Stefanie reißt den Vorhang zur Seite, wo sich bereits eine Schlange wartender älterer Herren gebildet hat. Sie sitzen auf grauen Plastikstühlen und kneten ihre Jutetaschen. Alle haben sie den gleichen sehnsüchtigen Gesichtsausdruck, den auch ich vermutlich vorher hatte. Stefanie ist eindeutig die Grande Domina von Bad Bichelstein, und, bei Gott, sie weiß es.

Demütig ziehe ich mir mein T-Shirt über und schlappe hinaus in den gefliesten Gang. Wieder drei Tage warten! Drei Tage ohne Stefanie!

Hinter mir ertönt ein klatschendes Geräusch, dann ein Stöhnen. Ich balle die Faust und spüre, wie die Eifersucht in meine Poren schießt.

Wer weiß, vielleicht bleibe ich ja doch noch ein wenig länger in Bad Bichelstein. Für Stefanie tue ich alles.

Wenn nötig, lasse ich mich auch wieder auf das Jonglieren mit Suppenbechern und den Frühsport mit Oberpfälzern ein.

# ÄRZTE-BASHING

In einer Zeitung las ich kürzlich über den Fall eines Patienten aus Virginia in den USA, bei dem eine Darmspiegelung vorgenommen wurde. Er befand sich unter Vollnarkose, trotzdem konnte er im Nachhinein verfolgen, was während der Operation über ihn gesprochen wurde. Er hatte nämlich versehentlich die Aufnahme-App seines Smartphones angelassen.

Was er dort hörte, war ziemlich schockierend.

Die »Washington Post« hat Teile des Mitschnitts veröffentlicht. Darin wird der Patient beleidigt und verhöhnt, die Ärzte ergehen sich in Vermutungen über mögliche Geschlechtskrankheiten. Der Gastroentrologe lästert: »Solange es nicht Ebola ist, ist es ja im Rahmen.« Und die Anästhesistin sagt allen Ernstes zu dem bewusstlosen Patienten: »Während unseres OP-Gesprächs wollte ich dir nach fünf Minuten ins Gesicht schlagen und dich ein bisschen aufmischen.« Später droht sie ihm, sie werde ihm einen Befund auf Hämorrhoiden ausstellen, »auch wenn wir keine sehen«.

Seitdem frage ich mich, wie wohl die Unterhaltung der Ärzte während *meiner* Operation verlief. Ich habe ein wenig Hüftspeck und Nasenhaare; wenn ich schlafe, sabbere ich gelegentlich; außerdem murmele ich in meinen REM-Phasen oft unzusammenhängendes Zeug. Kurz: Wenn ich mich selbst narkotisiert auf dem OP-Tisch sehen würde, mir würde auch das eine oder andere einfallen.

Da ich selbst aus einer Arztfamilie stamme, denke ich von Ärzten natürlich nur das Beste. Gleichzeitig weiß ich: Ärzte sind auch nur Menschen. Und da gibt es eben ehrliche und nette und ... nun ja, nicht ganz so nette.

Meine Frau hat eine Penicillinallergie. Als sie vor einigen Jahren mal wegen einer Gehirnhautentzündung ins Krankenhaus eingeliefert wurde, gab sie dies auch gleich an. Sie macht das immer, seit ihrer Kindheit. Trotzdem verabreichten ihr die Ärzte Penicillin. Sie hatten die Stelle im Bericht offenbar überlesen oder die Allergie gar nicht erst eingetragen. Als unsere Kinder am nächsten Tag zu Besuch kamen, erkannten sie ihre eigene Mutter nicht mehr wieder. Selbst ich dachte kurz, ich wäre im falschen Zimmer. Meine Frau war am ganzen Körper aufgebläht wie ein Ballon, der Kopf eine große rote Tomate, insgesamt hatte sie gut zehn Liter Wasser eingelagert. Es hatte tatsächlich etwas von einem Horrorfilm. Glücklicherweise konnte sie noch rechtzeitig behandelt werden, bevor Schlimmeres passierte.

Ärzte können Fehler machen, keine Frage. Ärgerlich wird es, wenn man den Fehler im Nachhinein nicht zugibt, vielleicht aus Scham oder auch aus Angst vor einem Prozess. In unserem Fall war der Krankenbericht plötzlich verschwunden. Wir haben nicht nachgehakt, auch weil die Sache ja gut ausging. Trotzdem ärgere ich mich bis heute, wenn ich daran denke.

Glücklicherweise habe ich selbst noch keine solchen Erfahrungen gemacht. Im Gegenteil, die Ärzte, die mich während meiner Herzkrankheit behandelten, waren allesamt freundlich und routiniert. Vermutlich hat mir mein Kardiologe mit seiner raschen Diagnose damals sogar das Leben gerettet. Aber natürlich kenne ich auch die anderen Geschichten. Meine Mutter wurde vor einiger Zeit kurz vor der Narkose noch gefragt, ob es die linke Hüfte sei, die man operieren müsse. Es war die rechte.

Und sie ist beileibe nicht die Einzige mit solchen Erfahrungen. In Internetblogs finden sich haufenweise Berichte von Ärztepfusch und Ärztefehlern. Dabei muss es nicht immer das berühmte vergessene Stück Tuch im Unterbauch oder die misslungene Schönheits-OP sein. Jährlich geben Gutachter einigen tausend Patienten recht, die wegen Behandlungsfehlern klagen. Das klingt heftig, auf der anderen Seite gibt es in Deutschland jährlich fast zwanzig Millionen stationäre Behandlungsfälle; von den unzähligen Fällen, die Kassenärzte in ihrer Praxis behandeln, ganz zu schweigen. Das heißt, der überwiegend größte Teil der Ärzte macht seinen Job ziemlich gut. Und wie oft wurde ich selbst schon zu Hause Zeuge, wenn mein Vater oder meine Brüder mit einer medizinischen Entscheidung rangen, von der sie nicht hundertprozentig überzeugt waren, dass es die richtige gewesen war. Da bin ich doch froh, dass ich Schriftsteller bin. Wenn ich jemandem das Leben retten will, schreibe ich ihm einfach eine nette Szene.

Wenn er böse war, bringe ich ihn um.

Wie gesagt, Menschen machen Fehler. Ärztliche Roboter gibt es noch nicht, und ich möchte, ehrlich gesagt, auch nie von einem solchen behandelt werden. Jedenfalls nicht bei der Visite. Ich brauche den warmen Händedruck und den Blick in die Augen, auch wenn sie wegen drei Nachtschichten hintereinander schon fast zufallen.

Einen besonders unterhaltsamen Fall von Behandlungsfehler schilderte mir kürzlich ein Leser. Anfang der Achtziger kam der damals zehnjährige und übergewichtige Thomas G. für sechs Wochen zur Kur ins Allgäu. Er war sehr erfreut, als es zum ersten Frühstück Schokopudding gab, was sich auch die nächsten Wochen nicht ändern sollte. Nachmittags folgte dann immer Kuchen mit Kakao oder fette Krapfen mit leckerer Vanillesoße. Erst nach fünf Wochen stellte ein Arzt fest, dass Thomas versehentlich in die falsche Gruppe eingeteilt worden war – nämlich in die sogenannte Erholungskur statt in die Diätkur. Als er zurück zu seinen Eltern kam, wog der kleine Thomas fünf Kilo mehr.

Auch im Falle des narkotisierten Patienten aus Virginia ging die Sache übrigens glimpflich aus. Nun, zumindest für das Opfer ... Es gab keine körperlichen Schäden. Nur seelische – und wegen dieser verklagte der Patient die Ärzte auf Schadensersatz. Er bekam fast eine halbe Million Dollar zugesprochen. 50 000 Dollar wegen Beleidigung, 200 000 Dollar wegen ärztlicher Falschbehandlung und noch mal 200 000 Dollar zusätzlich wegen der psychischen Qualen.

Vielleicht sollte ich bei meiner nächsten Operation auch mal mein Smartphone anlassen.

# DIE ENTLASSUNG

Ich sitze auf dem Bett meines Legehennenkäfigs, genannt Patientenzimmer, und starre auf die Uhr an der Wand, deren Zeiger langsam Richtung zwölf Uhr mittags wandern.

Der Zeitpunkt meiner Entlassung.

Es gab Momente in den letzten Wochen, da habe ich diesen Termin herbeigesehnt; an anderen Tagen konnte ich mir nicht vorstellen, die Reha überhaupt jemals wieder zu verlassen. In Thomas Manns Roman »Zauberberg« bleibt Hans Castorp sieben ganze Jahre in einem Sanatorium im Schweizer Hochgebirge. Die netten Mitpatienten, die täglichen anregenden Gespräche, die kuscheligen Liegestühle mit Blick auf die Berge ... Warum all das hinter sich lassen?

Gut, in Bad Bichelstein gab es vormittags leider kein Glas Portwein zur Stärkung, und auch sonst ließen Verpflegung und Unterhaltungsprogramm eher zu wünschen übrig. Trotzdem kann ich Hans Castorp gut verstehen. Jetzt, da ich auf die Zeiger der Uhr starre und dem leisen *Tickticktick* lausche, bin ich auf einmal voller Zweifel, wie es ohne festes Klinikkorsett in meinem Leben weitergehen soll. Jeden Tag aufstehen, duschen, rasieren, an den Schreibtisch setzen und, Gott bewahre, *arbeiten* ...? Wer sagt mir denn jetzt, was ich zu tun habe, wenn ich mich nicht mehr von Anwendung zur Visite und weiter zur nächsten Anwendung hangeln kann? Wo sind Herr Freisinger, Frau Dr. Liebsamen und meine geliebte Masseurin und Freistilringerin Stefanie?!

Vorher war ich ein letztes Mal bei der Ärztin im Behandlungszimmer. Frau Dr. Liebsamen maß meinen Blutdruck, betrachtete meine gut verheilte Operationswunde, schrieb ein paar letzte Rezepte – dann blickte sie mich prüfend an, als ob sie plötzlich nicht mehr sicher sei, ob ich wirklich schon gehen dürfe. In diesem Augenblick dachte ich: *Vielleicht noch ein, zwei Tage ... Nur damit nicht alles gleich wieder über mir zusammenschlägt ...*

Als hätte Frau Dr. Liebsamen meine Gedanken gelesen, sagte sie: »Sie sollten auf alle Fälle demnächst kürzertreten, Herr Pötzsch. Wir wissen immer noch nicht, was die Herzkrankheit bei Ihnen ausgelöst hat. Gut möglich, dass es der Stress war.«

Ich nickte demütig, wie man es halt in einem solchen Moment tut. Gleichzeitig ging ich aber im Geiste schon meine nächsten Lesungstermine durch. Bereits gestern war ein Herr von der Zeitung hier in Bichelstein für ein Interview, ein Manuskript musste fertig geschrieben werden, ein anderes lektoriert, es würde bald wieder losgehen.

Frau Dr. Liebsamen unterschrieb meine Entlassung, dann zwinkerte sie mir plötzlich zu.

»Wissen Sie eigentlich, dass Sie der erste Patient sind, der es geschafft hat, sowohl die Frühgymnastik als auch die Bewegungstherapie und den Fitnesswalk aus dem Anwendungsplan streichen zu lassen?«

»Dafür spendiere ich der Klinik auch die nächsten Jahre all meine 5-Minuten-Terrinen für den Hallensport«, sagte ich mit fester Stimme. »Das ist mit Herrn Freisinger so abgesprochen.«

Sie blickte noch einmal in ihre Akten und runzelte die Stirn. »Hm, und das Autogene Training fand in den letzten Tagen auch nicht mehr statt, wie ich hier sehe.«

»Herr Freisinger gab allen von Bypass 2 frei. Er sagt, er brauche ein wenig, äh ... Erholung.«

»Ergotraining? Was ist damit?«

»Wir waren wohl zu überambitioniert. Ein Teil der Gruppe spielt nun stattdessen draußen Rasenschach. Da sei gesünder, meint Herr Freisinger.«

»Ich werde mit Herrn Freisinger wohl mal reden müssen. Er wirkt mir in letzter Zeit ohnehin ein wenig überspannt. Wie wir alle hier.« Frau Dr. Liebsamen seufzte tief. Einmal mehr fiel mir auf, dass sie in letzter Zeit ziemlich müde wirkte. Vielleicht sollte sie sich mal eine Kur an der Nordsee gönnen.

Dann stand sie auf und reichte mir zum Abschied die frisch desinfizierte Hand. »Denken Sie daran, Herr Pötzsch, eigentlich fängt die Rehabilitation erst jetzt an. Für den ganzen Rest Ihres hoffentlich noch langen Lebens.«

Mit diesen Worten entließ sie mich.

Dass ich noch nicht wieder gesund bin, sieht man auch daran, dass ein Pfleger meinen Koffer vor zur Rezeption der Klinik bringt. Immerhin ist das ein Fortschritt zu meiner Einlieferung, wo ich noch im Rollstuhl vorfuhr. Vorne am Eingang warten Roth-Händle-Luigi und Klappen-Axel, die Letzten, die noch von unserer Truppe übrig geblieben sind. Selbst Helmut, der Schweiger, hat uns vorgestern verlassen. Bis zum Schluss wusste ich nicht, ob er überhaupt Familie hat. Das Einzige, was man von ihm kannte, war sein Beruf: Lagerist. Vermutlich räumt Helmut in einem einsamen bayerischen Kartäuserkloster gerade die Regale ein – denkt und schweigt, bis zum nächsten Herzinfarkt.

»Wenne du bist in Napoli, du musse besuchen mich!«, tönt Luigi, der heute erst drei Zigaretten geraucht hat und darauf ziemlich stolz ist. »Danne wir kochen Pasta mit Sahne, Ricotta und viel gesunde Öl.« Er drückt mich an seine schmale Italienerbrust. Frau Dr. Liebsamen hat ihn gestern wieder beim Rauchen im Park erwischt. Noch einmal, sagte sie, und er müsse den Aufenthalt selber zahlen. Luigi denkt vermutlich immer noch, das hier sei so was wie eine vom Staat bezahlte Pension mit gewöhnungsbedürftigem deutschen Essen.

Auch Axel drückt mich, wobei wir beide aufpassen müssen, dass wir unsere Brustkörbe nicht zu sehr quetschen. Dadurch wirkt es nicht ganz so männlich, wie wir es geplant haben – eher wie zwei lebensgroße Barbiepuppen, die auf ihre Schminke achtgeben müssen.

»Bypass-Olli«, sagt er.

»Klappen-Axel«, erwidere ich und wische mir eine Träne aus dem Augenwinkel. Ich finde, die Szene hat ein bisschen was von Winnetou und Old Shatterhand. Wenn Axel mal ein Stück Vene für seinen Bypass braucht, ich stehe allzeit bereit.

Dann drehe ich mich um und ziehe meinen Rollkoffer langsam Richtung Horizont, was in diesem Fall die automatische Schiebetür des Klinikausgangs ist. Sie öffnet sich zischend, und in der Glastür sehe ich noch einmal kurz Axel und Luigi, die mir zum Abschied zuwinken.

Draußen steht Katrin und nimmt mir den Koffer ab.

»Wie fühlst du dich?«, fragt sie mich, während wir zum Parkplatz gehen. »Froh, wieder draußen zu sein?«

»Hm, ich weiß noch nicht«, sage ich. »Ein bisschen fühlt es sich an, als hätte ich mein Herz an Bichelstein verloren.«

Katrin bleibt stehen und blickt mich skeptisch an. »Red keinen Blödsinn. Zu Hause warten die Kinder. Sie würden sich freuen, wenn du ihnen mal was kochst. Ich muss morgen ziemlich früh in die Arbeit. Und, ach ja, auf dem Schreibtisch liegen ein Haufen Briefe, Rechnungen und ein Stapel mit Manuskriptseiten vom Verlag. Sie meinten, du sollst dir Zeit lassen. Aber vielleicht rufst du morgen mal an.«

Spätestens jetzt weiß ich, dass die Reha vorbei ist.

# DIE ZEIT DANACH

Eine Woche später stehe ich neben unserem Family-Van und sehe meiner Schwiegermutter dabei zu, wie sie die schweren Bier- und Limonadenkisten in den Kofferraum wuchtet. Meine Schwiegermutter ist rüstige 73 und von eher kleiner Statur. Ein älteres Paar kommt vorbei und starrt mich an, als sei ich nicht mehr ganz dicht. Gerne würde ich ihnen erklären, dass ich eine Herzoperation hinter mir habe und deshalb nicht schwer heben darf, doch die beiden sind bereits kopfschüttelnd um die Ecke verschwunden.

Überhaupt gibt es viele Dinge, die ich zurzeit noch nicht machen darf, auch wenn man es mir nicht ansieht: Autofahren zum Beispiel, Gartenarbeit, Sport, jedenfalls nicht die nächsten Wochen. Dafür bin ich Meister im Tablettenschlucken. Frau Dr. Liebsamen hat mir weiter Ramipril und Bisoprolol verschrieben, außerdem Clopidogrel, ASS 100 und Atorvastatin 40. Die beiden letzteren Medikamente werde ich wohl mein Leben lang täglich nehmen mussen. Auf dem Fensterbrett im Badezimmer steht ein längliches Pillendöschen, in das ich brav die jeweiligen bunten Tabletten sortiere, damit ich morgens nicht durcheinanderkomme. In solchen Momenten, im Morgenmantel und schlabberigen Pyjama, gebeugt über das Döschen, komme ich mir vor wie mein eigener Großvater.

Ich weiß nicht, ob es die Nebenwirkungen der Blutdrucksenker und Betablocker sind oder mein noch ziemlich labiler Gesundheitszustand, aber meist bin ich schrecklich müde. Abends gehe ich früh zu Bett, die Kinder strengen mich an; vor allem meine Tochter ist traurig, dass ich sie noch nicht wieder hochheben kann. Das wäre mir, ehrlich gesagt, wesentlich wichtiger als das Tragen von Getränkekisten. Aber dann muss ich wieder an die Anekdote vom schubkarrenfahrenden

Maurer denken, die uns Frau Dr. Liebsamen in Bad Bichelstein erzählt hat, und ich verschiebe das »Engelchen flieg« lieber auf nach den Sommerferien.

Gestern war ich mit Katrin zum ersten Mal seit Langem wieder auf einer Party. Als Herzpatient ist man natürlich der Star auf jedem Empfang. Jeder will wissen, wie es passiert ist, wie man es gemerkt hat, wie es einem jetzt geht und ob so was aus heiterem Himmel kommen kann. (»Ich arbeite ja auch so viel, was soll ich sagen, ich bin kurz vor dem BURN-OUT! Und dann ist da immer dieses Stechen, hier in der Brust, da fühl mal ...«)

Etwa eine Stunde war ich ganz der Alte, sprühte über vor Anekdoten über meine Zeit in Bad Bichelstein, dann kam der unweigerliche Zusammenbruch – vermutlich auch deshalb, weil sich zwei Gläser Gin Tonic und Blutdrucksenker nicht besonders gut vertragen.

Und dann gibt es natürlich die Brustschmerzen und die Ängste – meistens dann, wenn man allein ist.

Es werden noch viele Monate vergehen, bis ich meine Schmerzen richtig einordnen kann. Sie sind stechend, oft kommen sie des Nachts oder wenn ich mich falsch bewege, im Bett lese oder mich bücke. Zunächst dachte ich immer, es sei der Bypass, der plötzlich seinen Geist aufgibt. Mein Kardiologe beruhigte mich und erklärte mir, es gebe muskuläre und viszerale Schmerzen, also Schmerzen, die die Organe betreffen.

»Die muskulären Schmerzen haben Sie nicht zu fürchten«, sagte er mir während meiner ersten Routineuntersuchung, die ich nun in regelmäßigen Abständen haben würde. »Wenn es sticht, ist es der Muskel beziehungsweise die Nerven. Schließlich hat man Sie auseinandergeschnitten und wieder zugenäht, da kann schon der eine oder andere Nerv zwicken.« Er beugte sich zu mir vor und senkte die Stimme. »Hellhörig sollten Sie bei den viszeralen Schmerzen werden. Wenn etwas nicht sticht und zwickt, sondern drückt. Dann könnte das tatsächlich Ihr Herz sein. Gehen Sie regelmäßig joggen. Wenn wieder dieses dumpfe Gefühl auftaucht wie vor der Operation, dann kommen Sie schleunigst zu mir. Oder Sie rufen am besten gleich den Notarzt.«

## Die Zeit danach

Seitdem verbringe ich ganze Nächte mit Überlegungen, ob mein aktueller Schmerz eher muskulär oder viszeral, eher stechend oder drückend ist.

Nun, es ist wohl eher Ersteres.

Hoffe ich zumindest. Gerade jetzt am Computer habe ich wieder so ein Zwicken ...

Ängste sind etwas Gemeines. Sie kommen aus dem Unterbewusstsein und brauchen oft keinen echten Anlass. Sie sind einfach da, und kein Arzt der Welt kann sie mit Argumenten wegdiskutieren.

Besonders schlimm erwischte es mich während meines ersten Silvesterfests nach der Operation. Wir waren mit Freunden zum Skifahren in Österreich verabredet, ich wollte dort ein wenig Langlaufen und Ausspannen. Am Tag vor Neujahr meldeten sich pünktlich die Brustschmerzen. Sie blieben, und je mehr ich über sie nachdachte, umso stärker wurden sie. Also beschloss ich, die Ambulanz eines Krankenhauses in meiner Nähe aufzusuchen.

Kliniken sind nie besonders Mut machende Orte. Am traurigsten aber sind sie kurz nach Weihnachten, noch vor Silvester. Dann, wenn vom Christbaum im Empfangsbereich bereits die Nadeln abfallen und das Wachs einen erstarrten See um den Adventskranz neben den zerfledderten Zeitschriften bildet. Es war vormittags, der 31. Dezember, also genau der Zeitpunkt, wo das eine Personal schon mit den Gedanken beim Silvesterbesäufnis ist – und das andere gerade eben den unbeliebtesten Dienst des Jahres antritt.[52] Als Patient kommt man sich an solchen Tagen nicht sehr willkommen vor, aber das ist vermutlich zu viel verlangt.

Die schlecht gelaunte Ärztin untersuchte mich, machte ein EKG, nur um dann kopfschüttelnd festzustellen: »Da ist nichts. Jedenfalls nichts, was ich erkennen würde.«

Mit diesen aufmunternden Worten fuhr ich nach Österreich. Am Nachmittag unternahm ich eine kleine Langlauftour mit meiner

---

[52] Aus Erzählungen meines Bruders weiß ich, was es heißt, an Silvester in der Notaufnahme zu arbeiten. Stellen Sie sich Bürgerkrieg mit viel Alkohol vor, nur schlimmer.

Tochter, bei der ich ständig nur daran dachte, ob Lily mit ihren neun Jahren in der Lage sein würde, im Notfall einen Arzt zu rufen. Die Schmerzen hatten sich derweil zurückgezogen, wie ein hungriges Tier, das auf der Lauer liegt.

Das Silvesterfest fand in einer höher gelegenen Berghütte statt, zu der wir in voller Skimontur mit der Gondel hinauffuhren. Gekleidet in gefühlte zwanzig Kilo Skiausrüstung, mit Schweiß auf der Stirn und zu viel Magensäure im Bauch, stand ich eingekeilt in der schaukelnden Kabine, zwischen fröhlich beschwipsten Silvestergästen, als die Gondel plötzlich stoppte.

In diesem Augenblick kamen die Schmerzen zurück.

Sie piecksten, zwackten und strahlten über die ganze linke Brustkorbhälfte hinweg. Jemand rempelte mich an, ein anderer Fahrgast trat mir mit dem Skistiefel gegen das Schienbein, alles lachte und hatte Spaß. Und ich stand dort, bleich, mit verkrampftem Gesicht, und hatte Todesangst. Warum fuhren wir nicht weiter? Hatte es etwa einen Stromausfall gegeben? Was, wenn ich jetzt hier in der Kabine einen Herzinfarkt bekommen würde? Ich sah mich bereits nach einer Notklappe um, als sich die Gondel endlich wieder in Bewegung setzte.

Oben auf der Hütte war mir in den Skiklamotten heiß wie in der Sauna, die Gespräche brandeten und rauschten an meinem Ohr vorbei, ich lächelte steif, doch in Gedanken war ich weit weg in Bad Bichelstein, meiner rettenden Insel. Wie würde wohl dort Silvester gefeiert? Ob Frau Dr. Liebsamen frei hatte? Oder köpfte sie gerade im Arztzimmer mit Herrn Freisinger einen Prosecco?

In den nächsten Tagen unseres Winterurlaubs nahm ich einen Haufen Schmerztabletten und telefonierte mehrmals täglich mit meinem Vater. Ich bekam keinen Herzinfarkt – und bis heute weiß ich nicht, was von den Schmerzen denn nun Einbildung war und was real.

Wie gesagt, Ängste sind etwas Gemeines. Bis heute versuche ich, meine in den Griff zu bekommen. Es ist mir leider noch nicht vollständig gelungen. Deshalb greife ich gelegentlich zu einer anderen Taktik.

Ich bekämpfe sie mit Humor.

# GUTE VORSÄTZE

Drei Jahre später sitze ich an meinem Arbeitstisch, schreibe diese Zeilen und überlege, wie mich meine Herzkrankheit und die Monate im Krankenhaus und in der Reha eigentlich verändert haben. Ich könnte jetzt sagen, ich sei reifer und weiser geworden, abgeklärter, würde mehr im Moment leben, weil ich ja nun weiß, dass das Leben endlich ist.

Aber das ist natürlich Blödsinn.

Im Grunde habe ich mich erstaunlich wenig verändert. Der Mensch ist ein Meister im Verdrängen, und das ist, wie ich finde, auch gut so. Wenn wir uns ständig überlegten, was sein könnte, warum wir hier sind und warum vielleicht bald schon nicht mehr – ich glaube, wir würden wahnsinnig werden. Ich zumindest. Also habe ich hier eine Liste gemacht, welche meiner guten Vorsätze von damals noch heute gelten und was sich seit Bad Bichelstein wirklich verändert hat.

## Mit dem Rauchen aufhören

Fangen wir mit dem Guten an: Hey, ich habe wirklich aufgehört zu rauchen! Meine Frau hat dafür eine teure Hypnose gebraucht, bei der sie sich unter anderem vorstellen sollte, wie der stinkende, krebserregende Rauch durch ihre Lungenflügel zieht. Diese Hypnose gab's bei mir kostenlos.

In den ersten Wochen nach der Operation wurde mir regelmäßig schlecht allein bei dem Gedanken, grauer Qualm würde mein Innerstes umwölken. Man hatte mich aufgeschnitten wie ein Hähnchen und wieder zugenäht, ich wusste jetzt, wie es dort drinnen aussieht. Ich hatte sprichwörtlich vor Augen, wie mein frisch vernähter Bypass fröhlich vor sich hinpumpte. Außerdem sah ich ja täglich in Bad Bichelstein das Ergebnis jahrelangen Suchtverhaltens. Die Rede ist von Roth-Händle-Luigi, Venen-Elli und all den anderen Suchtis um mich herum.

Trotz Operation und mahnender Worte, trotz all der abschreckenden Bilder und Vorträge standen sie draußen auf dem Parkplatz, blass und faltig, in ihren labbrigen Pyjamas und Bademänteln, und zogen sich um sieben Uhr morgens ihre erste Frühstückszigarette rein. Das hatte etwas sehr Jämmerliches. Wenn ich also mal wieder das Bedürfnis nach einer Zigarette verspüre, stelle ich mir einfach Roth-Händle-Luigi mit Kippe auf dem Bad Bichelsteiner Parkplatz vor.

Glauben Sie mir, eine bessere Suchttherapie gibt es nicht.

# Mehr Bewegung

Gleich nach meinem Aufenthalt in der Reha schaffte ich mir einen dieser Hometrainer an, die man oft bei der sogenannten Silversurfergeneration im Hobbykeller sieht. Und wie so viele andere Hometrainer fristete auch mein Trimm-dich-Rad bald ein trauriges Dasein als Wäscheständer auf der Terrasse. Mittlerweile habe ich ihn ganz entsorgt. Es schaut einfach zu bescheuert aus, wenn man sich mit Kopfhörer und Stirnband einen abstrampelt und dabei keinen einzigen Meter vorankommt. Die ganze Sinnlosigkeit von Sport, dieses zweckfreie Herumhampeln, wird einem hier brutalstmöglich vor Augen geführt.

Auch meine Versuche, sich einer sogenannten Kardiotrainingsgruppe anzuschließen, gab ich bald wieder auf. Vor allem deshalb, weil ich realisierte, dass die Teilnehmer solcher Gruppen meist weit über sechzig sind.

Hey, nichts gegen alte Männer, ich werde selber bald einer sein! Mein Sohn meint, ich sei schon einer. Aber irgendwie kam ich mir unter all den grauhaarigen, braun gebrannten, hoch motivierten Rentnern doch ein wenig fehl am Platz vor.[53]

Die einzige Kardiotrainingsgruppe, die ich ab und zu besuche, ist die Gruppe »Augustiner Edelstoff«, deren alleinige Teilnehmer Klappen-Axel und ich sind. Die sportliche Betätigung beschränkt sich dabei auf das Hochheben diverser schwerer Gefäße, was in Bayern zumindest Sport nahekommt.

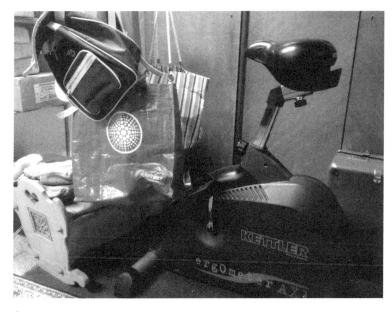

Ältere Modelle von Fitnessrädern erkennt man daran, dass sie oft ein kärgliches Leben als Wäschespinne und Kleiderbügel fristen. Dieses bemitleidenswerte Exemplar wurde im Hobbykeller des Autors gefunden, begraben unter Wintermänteln, ausrangierten Einkaufstaschen und noch nicht ausgeräumten Umzugskisten.

---

[53] Hier empfehle ich zur Erheiterung die Werbebroschüren deutscher Krankenkassen. Die Bilder von älteren Menschen dort sehen immer aus, als seien sie in anderen Galaxien aufgenommen. Auf den Planeten AOK oder Barmer gibt es nur starr lächelnde, gertenschlanke, geföhnte Modell-Zombies.

Was bleibt, sind das Joggen und Spazierengehen. Hier habe ich einen unschlagbaren Vorteil gegenüber anderen Berufsgruppen: Ich bin Schriftsteller. Wenn ich Ideen brauche, gehe ich raus, laufe, gehe, walke, immer mit Notizbuch in der Tasche. Ich kann das machen, wann immer ich will, Schriftsteller haben nie genug Ideen. Ich weiß, das ist unfair gegenüber anderen Berufen. Aber zur Beruhigung, dafür klopft bei mir täglich der grelle Tag ans Fenster und brüllt: »Joggen, fauler Sack!« Glauben Sie mir, das kann auch ziemlich nervig sein.

## Ausgewogene Ernährung

Tja, mein wunder Punkt ... Die ersten Monate habe ich wirklich brav versucht, das umzusetzen, was wir im Bad Bichelsteiner Kochstudio gelernt haben. Also viel Gemüse, jeden Tag fünfmal Obst, wenig Fett, viel Fisch, Ballaststoffe und komplexe Kohlehydrate wie Getreide, Kartoffeln und Hülsenfrüchte. Aber dann steht man zu Hause am Herd, die Tochter mag keinen Fisch, der Sohn will Schweinebraten mit dicker dunkler Biersoße, er sei schließlich in der Wachstumsphase; die Frau verträgt keinen Knoblauch ... Es ist nicht leicht, allen gerecht zu werden.

Aber vermutlich ist das nur eine Ausrede. Die Wahrheit ist: Ich esse einfach zu gerne. Und zwar reichlich, vornehmlich fett und süß; oft brauche ich das, was man rund um New Orleans »Soulfood« nennt, also Essen für die Seele. Ein Rohkostsalat allein macht mich da nicht immer glücklich, auch wenn er noch so gesund ist.

Aber, versprochen, ich arbeite daran.[54]

---

[54] Von meinem Vater hörte ich kürzlich, ich sei wohl ein sogenannter »Rapid Cycler«, jemand, der schnell »verstoffwechselt«. Er meinte das im Zusammenhang mit einigen Arzneien, bei denen ich höhere Dosen brauche. Aber ich verwende diesen Ausdruck nun auch gerne im Gespräch über Alkohol und zu viel Essen. Wenn Sie sich das nächste Mal also das dritte Schnitzel auf den Teller hieven, sagen Sie einfach, Sie seien ein »Rapid Cycler«. Klingt besser als Vielfraß.

## Weniger Stress

Nach meiner Zeit in Bad Bichelstein nahm ich mir beim Bayerischen Rundfunk einige Sabbatmonate. Ich sagte meinem Chef, ich müsste mal ein wenig kürzertreten. Im Grunde schob ich aber nur das vor mir her, was ich insgeheim bereits schon vor der Herzerkrankung beschlossen hatte: nämlich meine Kündigung.

Eigentlich wusste ich ja selber, dass ich die gleichzeitige Belastung als Fernsehjournalist und Schriftsteller auf Dauer nicht würde durchhalten können. Im Grunde machte ich keinen damit glücklich. Mich selbst nicht und auch nicht meine Redaktion, in der es immer wieder vorkam, dass ich Themen vorschlug, die bereits letzte Woche in unserem Magazin gelaufen waren. Ich war mit den Gedanken eben immer mehr bei meinen Büchern als in der aktuellen Tagespolitik.

Nach drei Monaten fragte mein Chef schließlich nach meinen weiteren Plänen. Ich wusste, nun würde ich mich entscheiden müssen. Und das tat ich auch. Schon am nächsten Tag kam ich mit einer Torte in die Redaktionssitzung und verabschiedete mich von den Kollegen. Ich habe diese Entscheidung seitdem keinen Tag bereut. Auch wenn ich einige Kollegen wirklich vermisse. Aber man kann sich ja auch abends auf ein Glas Wein treffen. Ist eh gemütlicher als im Büro.

Seit zwei Jahren bin ich nun hauptberuflich Schriftsteller. Ich mache das, was ich schon als Kind immer machen wollte, und ich kann meine Familie davon ernähren. In vielen Büchern über Herzinfarkt steht, dass ein Beruf, der einen nicht glücklich macht, einer der Hauptauslöser für Stress und damit für Herzkrankheiten sein kann.

Wenigstens in dieser Hinsicht glaube ich, das Richtige getan zu haben. Ich bin glücklich mit meinem Beruf, ich bin mein eigener Chef, der Stress hält sich seitdem in Grenzen, und wenn ich wirklich mal Heimweh nach dem Bayerischen Rundfunk haben sollte, gehe ich freitags in die Kantine und esse labbrige Gemüselasagne.

Das hilft.

Erst letzte Woche habe ich Bad Bichelstein für die Recherche dieses Buches noch einmal besucht. Fast hoffte ich, Hausmeister-Rolf, Roth-Händle-Luigi, Venen-Elli und all die anderen dort wieder anzutreffen. Vielleicht waren sie ja mal wieder hier auf Reha, so wie man ja auch immer wieder gerne das gleiche Hotel am Gardasee ansteuert. Aber natürlich war keiner von ihnen da. Stattdessen hockten dort andere Menschen mit bleichem, unrasiertem Gesicht, mit Krücken und Pyjama, vor einem Glas handwarmem alkoholfreien Bier in der Bichelsteiner Cafeteria. Auch sie trugen Jutetaschen um den Hals. Mittlerweile sind die Taschen jedoch nicht mehr grau, sondern blau.

Vermutlich soll das irgendwie lebensbejahender wirken. Es sieht aber immer noch genauso scheiße aus.

Am Ende meines Ausflugs bin ich noch mal die Treppe zum See hinuntergegangen – hin zu der Stelle, wo ich damals auf Helmut, den Schweiger, traf und mich die nackte Panik übermannte, ob ich jemals wieder diese ewig lange Himmelsleiter hinaufkommen würde.

Diesmal habe ich die Stufen gezählt. Es sind 95.

Ich brauchte dafür exakt 1 Minute und 15 Sekunden.

Danach ging mein Atem ein wenig schneller, doch das war schon alles. Kein Herzrasen, keine Schmerzen, keine Spur von Angst. Als ich mich gerade auf den Heimweg machen wollte, kam mir plötzlich eine Gruppe Herzpatienten mit Jutetaschen entgegen. Angeführt wurden sie von Herrn Freisinger! Es war, als machte ich eine Zeitreise.

Ich drehte mich weg, denn irgendwie war es mir peinlich, dass ich an die Stätte meiner größten Niederlage wieder zurückgekommen war. Ich wollte nicht, dass mich Herr Freisinger nach dem Grund meines Ausflugs fragte. Doch bis zu mir her konnte ich seinen sächsischen Singsang hören.

»Sodala«, sagte er. »Ich glaube, wir drehen hier wieder um. Soll ja keine Olympiade werden, haha! Oder möchte einer von Ihnen vielleicht die Treppe runtergehen, na? Wer ist so mutig?«

Ich sah über die Schulter und erblickte entsetzte Augenpaare, die hinunter in dieses finstere Loch zwischen den Zweigen starrten. Dann schüttelten alle Patienten fast gleichzeitig den Kopf und schlurften von dannen.

Nur 95 Stufen.

Oder unerreichbar fern.

Dazwischen liegt dieses Tagebuch.

Meine Ängste sind geblieben. Sie leben wie kleine zornige Frettchen irgendwo in meinem Innersten, von wo sie sich ab und zu an die Oberfläche fressen. Auch die Schmerzen melden sich gelegentlich, doch ich habe gelernt, sie einzuordnen. Ich habe seitdem etliche Fernreisen gemacht, auch an Orte, an denen ich wusste: Wenn ich jetzt und hier einen Infarkt bekomme, kann mir keiner mehr helfen.

Als ich meinem Kardiologen vor einer Familienreise nach Costa Rica, nur ein Dreivierteljahr nach der OP, von diesen Gedanken erzählte, zuckte der nur mit den Schultern und sagte: »Sie können sich auch für den Rest Ihres Lebens ins Bett legen. Das ist am sichersten.«

Ich habe beschlossen, mich nicht ins Bett zu legen. Ich gehe raus und lebe. Und immer wenn mir etwas Schreckliches oder Unangenehmes dort draußen widerfährt, verfahre ich nach dem uralten Grundsatz aller Schriftsteller.

Hauptsache, eine gute Geschichte.

# DANKE, DANKE, DANKE!

Dieses Buch ist eine Mischung aus selbst Erlebtem, Überspitztem, Erfundenem und medizinischen Fakten. Für die Korrektur von Letzterem möchte ich mich ausdrücklich bei meinem Vater bedanken, der das Manuskript auf Fehler und Ungenauigkeiten durchsah. Alle Fehler, die sich eventuell doch noch eingeschlichen haben, gehen allein auf mein Unvermögen zurück. Es ist vielleicht ganz gut, dass ich nicht Arzt, sondern Geschichtenerzähler geworden bin ...

Ein weiterer Dank geht an meine beiden Brüder Florian und Marian und an meine Mutter, die jeweils ihre eigenen Anekdoten beigesteuert haben. Ebenso möchte ich mich bei Klappen-Axel bedanken, der mir erlaubt hat, seinen Namen und all unsere wunderbaren Erlebnisse in Bad Bichelstein zu verwenden. Eine klasse Geschichte kam auch von meinem Schwiegervater Gerard, der mir von seinem Durchgangssyndrom erzählte. Danke auch an die vielen Leser und Fans, die mir über Facebook ihre Erfahrungen in deutschen Kliniken und Rehabilitationszentren geschildert haben, an Thomas G., Katrin W. und all die anderen. Ihr seid klasse! Leider konnte ich nur einige der Geschichten unterbringen. Trotzdem hat mir allein die Menge an Posts Mut gemacht, dieses Buch zu schreiben. Außerdem haben mich eure Zuschriften davon überzeugt, dass ich nicht der einzige Patient bin, der aus der Klinik einen Packen lustiger Anekdoten mit nach Hause bringt. In diesem Zusammenhang sollte ich auch meinem Freund und härtesten Scrabble-Gegner Oliver K. danken, der mich erst überreden musste, dieses Buch zu schreiben. Hey, du hattest recht, Olli! Es ist eine klasse Therapie und noch dazu bezahlt. Was will man mehr?

Dieses Buch ist keine Anklage gegen das deutsche Krankenhauswesen, auch wenn es vielleicht manchmal so wirkt. Im Gegenteil, ich habe sowohl in der Klinik als auch in der Reha neben all den skurrilen Erlebnissen viel, viel Zuspruch erfahren. Ich möchte mich deshalb bei allen bedanken, die mir in dieser schwierigen Lebensphase mit ihrer täglichen harten Arbeit geholfen haben: Kardiologen, Chirurgen, Ärzte, Schwester, Krankengymnastinnen, Krankenpfleger ... Ja, auch bei Nachtschwester Heike. Vielleicht kommt es irgendwann zu einem klärenden Gespräch, und ich finde heraus, was *wirklich* in der Nacht nach meiner OP geschah.

Ein besonderer Dank geht an meine Familie, an meine Frau Katrin und an meine Kinder Niklas und Lily, auch an meine Eltern, Brüder und an meine Schwiegermutter, die alle viel, viel Geduld mit mir jammerndem, nörgelndem Weichei hatten. Und an all die Freunde und Kollegen, die mich in dieser Zeit besuchten. Danke, Wolfgang, Stefan, Oliver, Gerd und all den anderen! Erst wer jemals länger in einem Krankenhaus war, weiß, wie wichtig Freundschaft wirklich ist. Ihr kriegt alle ein signiertes Freiexemplar und ein leckeres cholesterinreiches Drei-Gänge-Menü bei mir zu Hause, versprochen! Dazu ein paar Flaschen Rotwein. Das ist gut fürs Herz. Sagen jedenfalls die Studien ...

Euer
Oliver Pötzsch

Wenn Sie **Interesse** an **unseren Büchern** haben,

z. B. als Geschenk für Ihre Kundenbindungsprojekte, fordern Sie unsere attraktiven Sonderkonditionen an.

Weitere Informationen erhalten Sie bei unserem Vertriebsteam unter +49 89 651285-154

oder schreiben Sie uns per E-Mail an:

vertrieb@rivaverlag.de

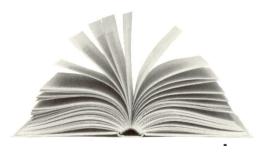

riva